ISBN 978-3-662-24231-5   ISBN 978-3-662-26344-0 (eBook)
DOI 10.1007/978-3-662-26344-0

V. Die Bedeutung der Spirographie für die Beurteilung der Lungeninsuffizienz, speziell des Emphysems*

Von

J. HAMM

Mit 29 Abbildungen

Inhalt

Literatur

ALEXANDER, J. K., J. R. WEST, J. A. WOOD and D. W. RICHARDS: Analysis of the respiratory response to carbon dioxide inhalation in varying clinical states of hypercapnia, anoxia, and acid-base derangement. J. clin. Invest. **34**, 511 (1955).

ANTHONY, A. J.: Untersuchungen über Lungenvolumina und Lungenventilation. Dtsch. Arch. klin. Med. **167**, 129 (1930).

— Die Bestimmung der Residualluft. Beitr. Klin. Tuberk. **83**, 502 (1930).

— Respiratorische Insuffizienz. Neue dtsch. Klin. Erg.-Bd. 2, 675—718 (1934).

— Funktionsprüfung der Atmung. Leipzig: Johann Ambrosius Barth 1937.

---

* Aus der Medizinischen Klinik der Universität Göttingen (Direktor: Prof. Dr. R. SCHOEN).

Anthony, A. J., u. R. Hansen: Lungenventilation und Atmung in der Schwangerschaft. Z. Geburtsh. Gynäk. **105**, 183 (1933).
— u. R. Rohland: Ein Spirograph mit automatischer Regelung des Sauerstoffgehaltes. Z. ges. exp. Med. **106**, 555 (1939).
Apperly, F. L.: Variations in pulmonary vital capacity in health: Daily, seasonal and at moderate altitudes. Proc. Soc. exp. Biol. (N.Y.) **40**, 294 (1938).
Arnaud, J., P. Tulou et R. Mérigot: L'exploration de la fonction respiratoire. Paris: Masson & Cie. 1947.
Aslett, E. A., P. d'Arcy Hart and J. McMichael: The lung volume and its subdivisions in normal males. Proc. roy. Soc. London **126**, 502 (1939).
Assmann, H.: Die klinische Röntgendiagnostik der inneren Erkrankungen. Berlin-Göttingen-Heidelberg: Springer 1949.
Auerswald, W., u. M. Wenzel: Die Beurteilung der regulatorischen Anpassungsfähigkeit des pulmovaskulären Systems als Voraussetzung für die Pneumonektomie (Präoperative Anwendung des Bronchusblockadetests und dessen operative Kombination mit der Drosselung der A. pulmonalis). Thoraxchirurgie **2**, 68 (1954).
Bahnson, H. T.: Effect of brief period of voluntarily increased pulmonary pressure upon vital capacity. J. appl. Physiol. **5**, 273 (1952).
Baldwin, E. de F., A. Cournand and D. W. Richards: Pulmonary insufficiency. I. Physiological classification, clinical methods of analysis, standard values in normal subjects. Medicine (Baltimore) **27**, 243 (1948).
— — — II. A study of thirty-nine cases of pulmonary fibrosis. Medicine (Baltimore) **28**, 1 (1949).
— — — III. A study of 122 cases of chronic pulmonary emphysema. Medicine (Baltimore) **28**, 201 (1949a).
Barach, A. L., and G. J. Beck: The ventilatory effects of the head-down position in pulmonary emphysema. Amer. J. Med. **16**, 55 (1954).
— — H. A. Bickerman and E. H. Seanor: Physical methods simulating mechanisms of the human cough. J. appl. Physiol. **5**, 85 (1952).
Bartels, H.: Potentiometrische Bestimmung des Sauerstoffdruckes im Vollblut mit der Quecksilbertropfelektrode. Pflüg. Arch. ges. Physiol. **154**, 107 (1951).
— R. Beer, E. Fleischer u. G. Rodewald: Methoden zur Untersuchung des Gasaustausches in der Lunge. Klin. Wschr. **1955**, 969.
Basch, S. S. K. v.: Klinische und experimentelle Studien. Bd. I.: Beiträge zur Pathologie des Kreislaufs. Berlin: August Hirschwald 1894.
Bass, E.: Beiträge zur Frage der nervösen Atmungsregulation. Z. ges. exp. Med. **43**, 223 (1924).
Bateman, J. B.: The measurement of intrapulmonary mixing and pulmonary midcapacity ("Functional residual air"). Proc. Staff Meet. Mayo Clin. **21**, 112 (1946).
Bates, D. V., and R. V. Christie: Intrapulmonary mixing of helium in health and disease. Clin. Sci. **9**, 17 (1950).
Baudraz, B., u. H. Jaccottet: Die künstliche Beatmung in der Behandlung des Emphysems. Verh. dtsch. Ges. inn. Med. **62**, 93 (1956).
Bayley, R. H.: On certain applications of modern electrocardiographic theory to the interpretation of electrocardiograms which indicate myocardial disease. Amer. Heart J. **26**, 769 (1943).
Bayliss, L. E., and C. W. Robertson: The visco-elastic properties of the lungs. Quart. J. exp. Physiol. **29**, 27 (1939).
Becklake, M. R., M. McGregor, H. I. Goldman and J. L. Braudo: A study of the effects of physiotherapy in chronic hypertrophic emphysema using lung function tests. Dis. Chest **26**, 180 (1954).
Bedell, G. N., R. Marshall, A. B. DuBois and J. H. Comroe: Plethysmographic determination of the volume of gas trapped in the lungs. J. clin. Invest. **35**, 664 (1956).
Benedict, F. G.: Methoden zur Bestimmung des Gaswechsels bei Tieren und Menschen. Handbuch der biologischen Arbeitsmethoden, Abt. IV, Teil 10, S. 415. Berlin-Wien: Urban & Schwarzenberg 1926.
Biermer, A.: Handbuch der speziellen Pathologie und Therapie, Bd. 5. Erlangen: Enke 1854; zit. nach Wyss (1955).
Birath, G.: Lung volume and ventilation efficiency. Changes in collapse-treated and noncollapse-treated pulmonary tuberculosis and in pulmonectomy and lobectomy. Acta med. scand. Suppl. **154**, 1—125 (1944).
— Determination of lung volume and ventilation efficiency as tests of the lung function. Nord. Med. **33**, 128 (1947).
Bittorf, A., u. J. Forschbach: Untersuchung über die Lungenfüllung bei Krankheiten. Z. klin. Med. **70**, 474 (1910).

BJERKNES, W., and P. F. SCHOLANDER: Method for continual air-breathing in closed-circuit apparatus. Scand. Arch. Physiol. 79, 164 (1938).

BJÖRK, V. O.: Cardiopulmonary function tests. J. thorac. Surg. 26, 67 (1953).

— and H. J. HILTY: The arterial oxygen and carbon dioxide tension during the postoperative period in cases of pulmonary resection and thoracoplastics. J. thorac. Surg. 27, 455 (1954).

BLAIR, E., and J. B. HICKAM: Quantitative study of intrapulmonary gas mixing in emphysema. Amer. J. Med. 18, 519 (1955).

— — The effect of change in body position on lung volume and intrapulmonary gas mixing in normal subjects. J. clin. Invest. 34, 383 (1955a).

BLOOMER, W. E.: The application of tests of respiratory physiology for the clinical evaluation of pulmonary pathology. Yale J. Biol. Med. 20, 135 (1947).

— Respiratory function and its clinical evaluation. In: LINDSKOG, G. E., and A. A. LIEBOW: Thoracic surgery and related pathology. New York: Appleton, Century-Crofts 1953.

BLOUNT, S. G., G. GENSINI and M. C. McCORD: The pulmonary hemodynamic pattern in patients with atrial septal defects before and ofter closure. J. Lab. clin. Med. 42, 785 (1953).

— M. C. McCORD, L. L. ANDERSON and S. KOMESU: The analysis of the alveolar-arterial oxygen pressure gradient in mitral stenosis. J. Lab. clin. Med. 42, 108 (1953).

BOCK, H. E., W. HAHN u. H. WIDMANN: Untersuchungen über die Veritolwirkungen am Menschen. Z. klin. Med. 138, 551 (1940).

BÖHME, A.: Untersuchungen über den Atemgrenzwert. Beitr. Klin. Tuberk. 91, 237 (1938).

BOHR, C.: Die funktionellen Änderungen in der Mittellage und Vitalkapazität der Lungen. Dtsch. Arch. klin. Med. 88, 385 (1907).

BOLT, W.: Emphysem (Hämodynamik). Beitr. Klin. Tuberk. 111, 266 (1954).

— H. W. KNIPPING, H. VALENTIN u. H. VENRATH: Respiratorische Ruhe- und Arbeitsinsuffizienz. Die Gruppierung der verschiedenen Formen und die Abgrenzung von der kardialen Insuffizienz unter besonderer Berücksichtigung der Lungentuberkulose. Beitr. Klin. Tuberk. 108, 394 (1953).

H. VALENTIN u. H. VENRATH: Beitrag zur Stenosenbeurteilung in der Lungenklinik. Beitr. Klin. Tuberk. 104, 450 (1951).

BÖNING, H., u. W. BOLT: Über den Atemzeitquotienten bei Lungenkranken und Gesunden. Beitr. Klin. Tuberk. 105, 88 (1951).

BORGARD, W., G. MATTHIESSEN u. G. ZAEPER: Einwirkungen des Trainings auf Atmung und Kreislauf. Klin. Wschr. 1937, 385.

BOROS, J. v., u. W. NAUMANN: Das pulmonale Hochdruckherz. Röntgenologischer Index zur Erfassung der isolierten Hypertrophie des rechten Ventrikels. Dtsch. Arch. klin. Med. 193, 372 (1948).

BOUTOURLINE-YOUNG, H. J., and J. L. WHITTENBERGER: The use of artificial respiration in pulmonary emphysema accompanied by high carbon dioxide levels. J. clin. Invest. 30, 838 (1951).

BRAUER, L.: Die respiratorische Insuffizienz. Verh. dtsch. Ges. inn. Med. 44, 120 (1932).

BRAUTLECHT, H. G.: Die Beeinflussung der Vitalkapazität der Lunge durch Behinderung des venösen Abflusses aus den Extremitäten. Diss. Hamburg 1939.

BRUCK, A., B. LÖHR u. W. ULMER: Untersuchungen über die Wirksamkeit der Ventilation nach thoraxchirurgischen Eingriffen (Pleuraeröffnung, Lobektomie, Pneumonektomie). Z. ges. exp. Med. 127, 605 (1956).

BUCHER, K.: Reflektorische Beeinflußbarkeit der Lungenatmung. Wien: Springer 1952.

BÜCHERL, E.: Vergleichende spirometrische Untersuchungen zur Beurteilung der Lungenfunktion für klinische Belange. Thoraxchirurgie 3, 211 (1955).

BUDELMANN, G.: Über den Einfluß des Aderlasses auf die Vitalkapazität der Lunge beim gesunden Menschen. Klin. Wschr. 1937, 704.

— Die Beeinflussung der Vitalkapazität der Lunge durch Wickelung der Extremitäten. Klin. Wschr. 1937a, 1711.

BÜHLMANN, A.: Theoretische Normalwerte für Lungenvolumen und Ventilationsvolumen. Verh. dtsch. Ges. inn. Med. 62, 130 (1956).

— u. G. HOSSLI: Hämodynamische Untersuchungen bei akuter Hypoventilation. Schweiz. med. Wschr. 1956, 681.

— u. T. WEGMANN: Bronchialspasmen und Adrenalinversuch. Beitr. Klin. Tuberk. 105, 189 (1951).

CAIN, C. C., and A. B. OTIS: Some physiological effects resulting from added resistance to respiration. J. Aviat. Med. 20, 149 (1949).

CARLENS, E., H. E. HANSON and B. NORDENSTRÖM: Temporary unilateral occlusion of pulmonary artery: new method of determining separate lung function and of radiologic examination. J. thorac. Surg. 22, 527 (1951).

CAMPBELL, E. M. J., and J. FRIEND: Action of breathing exercises in pulmonary emphysema. Lancet 1955, 325.

Carroll, D., J. E. Cohn and R. L. Riley: Pulmonary function in mitral valvular disease: distribution and diffusion characteristics in resting patients. J. clin. Invest. 32, 510 (1953).
Cherniack, R. M.: The effect of mechanical exsufflation on respiratory gas exchange in chronic pulmonary emphysema. J. clin. Invest. 32, 1193 (1953).
— The physical properties of the lung in chronic obstructive pulmonary emphysema. J. clin. Invest. 35, 394 (1956).
— C. A. Gordon and F. Drimmer: Physiological effects of mechanical exsufflation on experimental obstructive breathing in human subjects. J. clin. Invest. 31, 1028 (1952).
— and D. P. Snidal: The effect of obstruction to breathing on the ventilatory response to CO_2. J. clin. Invest. 35, 1286 (1956).
Christie, R. V.: Lung volume and its subdivision: Methods of measurement. J. clin. Invest. 11, 1099 (1932).
— Emphysema of the lungs. Brit. med. J. 1944, 105.
— Dyspnoea in relation to visco-elastic properties of lung. Proc. roy. Soc. Med. 46, 381 (1953).
— and A. J. Beams: Estimation of normal vital capacity, with special reference to the effect of posture. Arch. intern. Med. 30, 34 (1922).
Cobb, S., D. J. Blodgett, K. B. Olson and A. Stranahan: Determination of total lung capacity in disease from routine chest roentgenograms. Amer. J. Med. 16, 39 (1954).
Cocchi, U.: Lungenemphysem. In: Schinz-Baensch-Friedl-Uehlinger: Lehrbuch der Röntgendiagnostik, Bd. 3, S. 2085. Stuttgart: Georg Thieme 1952.
Comroe, J. H.: Interpretation of commonly used pulmonary function tests. Amer. J. Med. 10, 356 (1951).
— R. E. Forster, A. B. DuBois, W. A. Briscoe and E. Carlsen: The lung. Chicago: The Year Book Publishers 1955.
— and N. H. Kraffert: Methods in medical research. Bd. 2, S. 94. Chicago: The Year Book Publishers 1953.
Cournand, A., and D. W. Richards: Pulmonary insufficiency. I. Discussion of a physiological classification and presentation of clinical tests. Amer. Rev. Tuberc. 44, 26 (1941).
— — and R. C. Darling: Graphic tracings of respiration study of pulmonary disease. Amer. Rev. Tuberc. 40, 487 (1939).
Cugell, D. W., N. R. Frank, E. A. Gaensler and T. L. Badger: Pulmonary function in pregnancy. I. Serial observations in normal women. Amer. Rev. Tuberc. 67, 568 (1953).
Curtis, J. K., H. K. Rasmussen and J. T. Mendenhall: Detection of early pulmonary emphysema. Amer. Rev. Tuberc. 72, 569 (1955).
Darling, R. C., A. Cournand and D. W. Richards: Studies on the intrapulmonary mixture of gases. III. An open circuit method for measuring residual air. J. clin. Invest. 19, 609 (1940).
Davy, H.: Researches, Chemical and Philosophical: Chiefly concerning nitrous oxide, or dephlogisticated air and its respiration. London: Johnson 1800; zit. nach Gaensler (1955).
Dean, R. B., and M. B. Visscher: The kinetics of lung ventilation. Amer. J. Physiol. 134, 450 (1941).
Denolin, H., et A. de Coster: Les méthodes d'investigation de la fonction pulmonaire et leurs applications. Acta tbc. belg. 43, 245 (1952).
Di Rienzo, S.: Radiologic exploration of the bronchus. Springfield/Ill.: Charles C. Thomas 1949.
Donald, K. W.: The definition and assessment of respiratory function. Brit. med. J. 1953, 415, 473.
— and R. V. Christie: The respiratory response to carbon dioxide and anoxia in emphysema. Clin. Sci. 8, 33 (1949).
Dornhorst, A. C., and G. L. Leathart: A method of assessing the mechanical properties of lungs and air passages. Lancet 1952, 109.
Dotter, C. T.: Diagnostic cardiovascular radiology: a changing scene. Circulation 14, 509 (1956).
Dressler, S. H., N. B. Slonim, O. J. Balchum, G. J. Bronfin and A. Ravin: The effect of breathing 100% oxygen on the pulmonary arterial pressure in patients with pulmonary tuberculosis and mitral stenosis. J. clin. Invest. 31, 807 (1952).
Drift, L. van der: The effect of segmental pulmonary resection on pulmonary function. Acta tbc. scand. 27, 18 (1952).
— The effect of lobectomy on pulmonary function. Acta tuberc. scand. 27, 263 (1952a).
Dripps, R. D., and J. H. Comroe: Respiratory and circulatory response of normal men to inhalation of 7,6 and 10,4 per cent CO_2 with comparison of maximal ventilation produced by severe muscular exercise, inhalation of CO_2 and maximal voluntary hyperventilation. Amer. J. Physiol. 149, 43 (1947).
Drutel, P., et J. Dechoux: Un test spirographique de la perméabilité bronchique: le rapport de la capacité pulmonaire utilisable à l'effort avec la capacité vitale. J. franç. Méd. Chir. thor. 6, 517 (1952).

DuBois, D., and E. F. DuBois: Clinical calorimetry. Arch. intern. Med. 15, 868 (1915).

DuBois, A. B., S. Y. Botelho, G. N. Bedell, R. Marshall and J. H. Comroe: A rapid plethysmographic method for measuring thoracic gas volume: A comparison with a nitrogen washout method for measuring functional residual capacity in normal subjects. J. clin. Invest. 35, 322 (1956).

— — and J. H. Comroe: A new method for measuring airway resistance in man using a body plethysmograph: Values in normal subjects and in patients with respiratory disease. J. clin. Invest. 35, 327 (1956).

Euler, U. S. v., and G. Liljestrand: Observations on the pulmonary arterial blood pressure in the cat. Acta physiol. scand. 12, 301 (1946).

Fishman, A. P., A. Himmelstein, H. W. Fritts and A. Cournand: Blood flow through each lung in man during unilateral hypoxia. J. clin. Invest. 34, 637 (1955).

— J. McClement, A. Himmelstein and A. Cournand: Effects of acute anoxia on the circulation and respiration in patients with chronic pulmonary disease studied during the "steady state". J. clin. Invest. 31, 770 (1952).

— P. Samet and A. Cournand: Ventilatory drive in chronic pulmonary emphysema. Amer. J. Med. 19, 533 (1955).

Fleisch, A.: Der Pneumotachograph: Ein Apparat zur Geschwindigkeitsregistrierung der Atemluft. Arch. Physiol. 209, 713 (1925).

— Zur Methodik der Pneumotachographie. Arch. Physiol. 223, 364 (1929).

— Vergleichende Untersuchungen mit dem Pneumotachograph. Arch. Physiol. 227, 322 (1931).

— Neuere Ergebnisse über Mechanik und propriozeptive Steuerung der Atmungsbewegung. Erg. Physiol. 36, 249 (1934).

— Nouvelles méthodes d'étude des échanges gazeux et de la fonction pulmonaire. Basel: Benno Schwabe & Co. 1954.

Fleischer, E.: Arterieller Sauerstoffdruck und alveolär-arterielle Sauerstoffdruckdifferenz bei der Kollapstherapie der Lungen-Tbc. Beitr. Klin. Tuberk. 110, 74 (1953/54).

Fletcher, C. M.: The clinical diagnosis of emphysema — an experimental study. Proc. roy. Soc. Med. 45, 577 (1952).

Fowler, W. S.: Lung function studies. II. The respiratory dead space. Amer. J. Physiol. 154, 504 (1948).

— Specific tests of pulmonary function. In : Comroe, J. H.: Methods in medical research, Bd. 2, S. 181. Chicago: The Year Book Publishers 1950.

Frank, H., u. J. Seusing: Über die alveolär-arterielle Sauerstoffdruckdifferenz unter Sauerstoffmangelatmung. Dtsch. Arch. klin. Med. 201, 242 (1954).

Friehoff, F., u. K. Karrasch: Das Verhalten von Sauerstoffdruck und Sauerstoffsättigung bei chronischen Lungenerkrankungen unter besonderer Berücksichtigung der Silikose. Beitr. Silikoseforsch. 26 (1954).

— u. O. Schmidt: Zur Lungenfunktionsdiagnostik unter Ruhebedingungen: 1. Über die Bestimmung der funktionellen Residualluft mit der modifizierten Wasserstoffmethode. Beitr. Silikoseforsch. 38, 1—60 (1955).

Fry, D. L., R. V. Ebert, W. W. Stead and C. C. Brown: The mechanics of pulmonary ventilation in normal subjects and in patients with emphysema. Amer. J. Med. 16, 80 (1954).

Gaensler, E. A.: Air velocity index: Numerical expression of functionally effective portion of ventilation. Amer. Rev. Tuberc. 62, 17 (1950).

— Analysis of ventilatory defect by timed vital capacity measurements. Amer. Rev. Tuberc. 64, 256 (1951).

— Clinical pulmonary physiology. New Engl. J. Med. 252, 177, 221, 264 (1955).

— D. F. Rayl and D. M. Donnelly: The breath holding test in pulmonary insufficiency. Evaluation of 1000 studies. Surg. Gynec. Obstet. 92, 81 (1951).

— and J. W. Strieder: Progressive changes in pulmonary function after pneumectomy: The Influence of thoracoplasty, oleothorax, pneumothorax and plastic sponge plombage on the side of pneumonectomy. J. thorac. Surg. 22, 1 (1951).

Gaubatz, E.: Über Funktionsprüfungen vor und nach operativer Kollapstherapie: Funktionsprüfungen zur Pneumolyse. Beitr. Klin. Tuberc. 91, 201 (1938).

Georg, J.: Apparatus and methods for the estimation of pulmonary function. Scand J. Clin. Lab. Invest. 1, 239 (1949).

Giese, W.: Die morphologischen Grundlagen der Ventilationsstörungen bei Emphysem und Bronchitis und ihre Rückwirkungen auf den Kreislauf. Verh. dtsch. Ges. inn. Med. 62, 12 (1956).

Gilson, J. C., and P. Hugh-Jones: Measurement of total lung volume and breathing capacity. Clin. Sci. 7, 185 (1949).

— — Lung function in coalworkers' pneumoconiosis. London: Her Majesty's Stationary Office 1955.

Glaser, E. M., and J. McMichael: Effect of venesection on capacity of lungs. Lancet 1940, 230.

Gnüchtel, W., B. Löhr u. W. Ulmer: Bronchospirometrische Untersuchungen nach thoraxchirurgischen Eingriffen. I. Der Einfluß der Thorakotomie, Plastik, Segmentresektion und Lobektomie auf die Funktion der einzelnen Lungenflügel. Langenbecks Arch. u. Dtsch. Z. Chir. **281**, 241 (1955).

— — — II. Vergleich prä- und postoperativer Untersuchungsergebnisse. Langenbecks Arch. u. Dtsch. Z. Chir. **281**, 251 (1955a).

Golden, A., and T. T. Bronk: Diffuse interstitial fibrosis of lungs. A. M. A. Arch. intern. Med. **92**, 606 (1953).

Gordon, B.: The mechanism and use of abdominal supports and the treatment of pulmonary diseases. Amer. J. med. Sci. **187**, 692 (1934).

Gothe, H. D., J. Hamm u. H. Kleinsorg: Die Wirkung erhöhter Atemwiderstände auf statische und dynamische Atemgrößen Gesunder verschiedenen Lebensalters. Z. ges. exper. Med. **129**, 111 (1957).

Gough, J.: Generalised and primary fibrosis of the lungs. Brit. J. Radiol. **29**, 641 (1956).

Gray, J. S., D. R. Barnum, H. W. Matheson and S. N. Spies: Ventilatory function tests. I. Voluntary ventilation capacity J. clin. Invest. **29**, 677 (1950).

Greifenstein, F. E., R. M. King, S. S. Latch and J. H. Comroe: Pulmonary function studies in healthy men and women 50 years and older. J. appl. Physiol. **4**, 641 (1952).

Hadorn, W.: Über die Bestimmung des Exspirationsstoßes. Z. klin. Med. **140**, 266 (1942).

Hamm, J., u. H. Kleinsorg: Der Einfluß der Körperhaltung auf die Lungenvolumina Gesunder in verschiedenen Altersgruppen. Dtsch. Arch. klin. Med. **203**, 234 (1956).

— — Der Einfluß der Körperhaltung auf die dynamischen Atemgrößen Gesunder verschiedenen Lebensalters. Dtsch. Arch. klin. Med. **203**, 319 (1956a).

Hasselbalch, K. A.: Über die Einwirkung der Temperatur auf die vitale Mittellage der Lungen. Dtsch. Arch. klin. Med. **93**, 53 (1908).

Häusler, H., H. Julich u. G. Lehmann: Pneumotachographische Untersuchungen bei Gesunden und Kranken unter besonderer Berücksichtigung der Auswertungsmethoden. Z. klin. Med. **154**, 378 (1957).

Heine, F., W. Benesch u. C. W. Hertz: Untersuchungen zur Methodik der Atemgrenzwertbestimmung. Z. Tuberk. **102**, 273 (1953).

Herbst, R.: Der Gasstoffwechsel als Maß der körperlichen Leistungsfähigkeit. I. Die Bestimmung des Sauerstoff-Aufnahmevermögens beim Gesunden. Dtsch. Arch. klin. Med. **162**, 33 (1928).

— Das Lungenemphysem. Ergebn. ges. Med. **17**, 1 (1931).

Hermannsen, J.: Untersuchungen über die maximale Ventilationsgröße (Atemgrenzwert). Z. ges. exp. med. **90**, 130 (1933).

— Die ergometrische Methode als Funktionsprüfung für Herz und Lunge. Beitr. Klin. Tuberk. **92**, 395 (1939).

— u. W. P. van Uytvanck: Einige Untersuchungen über die Kreislauf- und Lungenleistung bei schwerer Arbeit. Z. ges. exp. Med. **88**, 279 (1933).

Herrald, F. J. C., and J. McMichael: Determination of lung volume: A simple constant volume modification of Christie's method. Proc. roy. Soc. Biol. **126**, 491 (1939).

Herrnheiser, G., and J. P. Whitehead: Pulmonary interstitial emphysema. Brit. J. Radiol. **26**, 519 (1953).

Hertz, C. W.: Pleuraschwarte und Lungenfunktion. I. Folgezustände nach Pleuritis exsudativa. Beitr. Klin. Tuberk. **112**, 446 (1954).

— Untersuchungen über den Einfluß der alveolaren Gasdrucke auf die intrapulmonale Durchblutungsverteilung beim Menschen. Klin. Wschr. **1956**, 472.

— Theoretische Normalwerte für Lungenvolumen und Ventilationsvolumen. Verh. dtsch. Ges. inn. Med. **62**, 135 (1956a).

— H. Deren, W. Regel u. H. Wemmers: Pleuraschwarte und Lungenfunktion. III. Bronchospirometrische Untersuchungen. Beitr. Klin. Tuberk. **113**, 199 (1955).

Herxheimer, H.: Some observations on the co-ordinations of diaphragmatical and rib movement in respiration. Thorax (Lond.) **4**, 65 (1949).

— Management of Bronchial Asthma. London and Ontario: Butterworth & Co. 1952.

Herzog, H.: Erschlaffung und exspiratorische Invagination des membranösen Teils der intrathorakalen Luftröhre und der Hauptbronchien als Ursache der asphyktischen Anfälle beim Asthma bronchiale und der chronischen asthmoiden Bronchitits des Lungenemphysems. Schweiz. med. Wschr. **1954**, 217.

Hirdes, H. H.: Het clinische Longfunctie onderzoek. Utrecht: Lumax 1951.

Hirdes, J. J.: La fonction respiratoire après résection pour tuberculose pulmonaire. Acta chir. belg. **6**, 476 (1952).

HIRDES, J. J.: La valeur fonctionelle pulmonaire après lobectomie ou résection segmentaire dans la tuberculose pulmonaire. J. franç. Méd. Chir. thor. **6**, 1 (1952a).
— et G. VAN VEEN: Spirometric lung function investigations. II. The form of the exspiration curve under normal and pathological conditions. Acta tuberc. scand. **26**, 264 (1952).
HOCHREIN, M.: Über Pneumotachographie. Pflüg. Arch. ges. Physiol. **219**, 753 (1928).
— Zur Kritik der Pneumotachographen. Pflüg. Arch. ges. Physiol. **224**, 545 (1930).
— Praktische Erfahrungen im Gebrauch von Pneumotachographen. Pflüg. Arch. ges. Physiol. **228**, 481 (1931).
HOLZMANN, M.: Klinische Elektrokardiographie. Stuttgart: Georg Thieme 1955.
HUGH-JONES, P., and A. V. LAMBERT: A simple standard exercise test and its use for measuring exertion dyspnea. Brit. med. J. **1952**, 65.
HUIZINGA, E.: Über die Physiologie des Bronchialbaumes. Pflüg. Arch. ges. Physiol. **238**, 767 (1937).
HURTADO, A., and C. BOLLER: Studies of total pulmonary capacity and its subdivisions. I. Normal, absolute and relative values. J. clin. Invest. **12**, 793 (1933).
— and W. W. FRAY: Studies on total pulmonary capacity and its subdivisions. II. Correlation with physical and radiological measurements. J. clin. Invest. **12**, 807 (1933).
— — Studies of total pulmonary capacity and its subdivisions. III. Changes with body posture. J. clin. Invest. **12**, 825 (1933).
— — N. L. KALTREIDER and W. D. W. BROOKS: Studies of total pulmonary capacity and its subdivisions. V. Normal values in female subjects. J. clin. Invest. **13**, 169 (1934).
HUSTEN, K.: Das Emphysem und die chronische Bronchitis des Ruhrbergmannes. Statische Auswertung von Obduktionsbefunden. Verh. dtsch. Ges. inn. Med. **62**, 112 (1956).
HUTCHINSON, J.: On capacity of lungs and on respiratory functions, with view of establishing precise and easy method of detecting disease by spirometer. Trans. med. chir. Soc. London **29**, 137 (1846); zit. nach GAENSLER (1955).
JACOB, W., u. H. GÖPFERT: Eine einfache Methode zur Bestimmung der Residualluft und ihre Genauigkeit im Vergleich zur üblichen Heliummethode. Münch. med. Wschr. **1955**, 1175.
JANSEN, K., H. W. KNIPPING u. K. STROMBERGER: Klinische Untersuchungen über Atmung und Blutgase. Beitr. Klin. Tuberk. **80**, 304 (1932).
JÉQUIER-DOGE, E.: A propos du déficit-oxygène. Schweiz. med. Wschr. **1950**, 587.
— u. K. WIESINGER: Zum Thema des arteriellen Sauerstoffdefizits. Schweiz. med. Wschr. **1952**, 1525.
JULICH, H.: Die Erregbarkeit des Atemzentrums bei Herzkranken und Emphysematikern. Klin. Wschr. **1952**, 638.
— Über die Dyspnoe bei Herzkranken und Emphysematikern und einige Fragen des Gastransportes. Z. ges. exp. Med. **121**, 131, 503, 535, 563 (1953).
— Regulationsvorgänge bei Kranken mit Lungenemphysem. Verh. dtsch. Ges. inn. Med. **62**, 64 (1956).
— u. H. HÄUSLER: Einige praktisch wichtige Gesichtspunkte für die Behandlung des Lungenemphysems. Med. Klin. **1956**, 1746.
KALTREIDER, N. L., W. W. FRAY and H. VAN ZILE HYDE: The effect of age on the total pulmonary capacity and its subdivisions. Amer. Rev. Tuberc. **37**, 662 (1938).
— and W. S. MCCANN: Respiratory response during exercise in pulmonary fibrosis and emphysema. J. clin. Invest. **16**, 23 (1937).
KAPFERER, J. M.: Der nutzbare Anteil der Vitalkapazität (Tiffeneau-Test). Thoraxchirurgie 1, 547 (1954).
KENNEDY, M. C. S., and J. P. P. STOCK: The bronchodilator action of Khellin. Thorax (Lond.) **7**, 43 (1952).
KESTNER, O., u. H. W. KNIPPING: Ernährung des Menschen. Berlin 1928.
KIKUTI, T.: Untersuchungen über die Residualluft. I. Über die klinische Bedeutung der Bestimmung der Residualluft sowie der Mittel- und Totalkapazität bei verschiedenen Brustkrankheiten. Tohôku J. exp. Med. **33**, 662 (1938).
KIRCH, E.: Die pathologische Anatomie des Cor pulmonale. Verh. dtsch. Ges. Kreislaufforsch. **21**, 163 (1955).
KISCH, F.: Über die Vitalkapazität der Lunge und die respiratorischen Zwerchfellexcursionen bei extrem Fettleibigen. Z. klin. Med. **130**, 429 (1936).
KNIPPING, H. W.: Beitrag zur gasanalytischen Technik in der Medizin. Z. ges. exp. Med. **53**, 1 (1926).
— Dyspnoe: Beitr. Klin. Tuberk. **82**, 133 (1933).
— Ergebnisse der Ergometrie und Ergographie unter besonderer Berücksichtigung der Erkrankungen des Herzens, des Kreislaufes und der Lungen. Klin. Wschr. **1938**, 1209.
— W. LEWIS u. A. MONCRIEFF: Über die Dyspnoe. Beitr. Klin. Tuberk. **79**, 1 (1931).

Köster, K.: Über die quantitative Funktionsanalyse der respiratorischen Insuffizienz bei Behinderung der Atembewegungen durch Pleuraschwarten vor und nach Behandlung mit Atemgymnastik. Beitr. Klin. Tuberk. **109**, 197 (1953).
— u. W. Lent: Spirographie und Röntgenbefund bei Pleuraveränderungen. Vergleichende Untersuchungen zur Beurteilung der Atemfunktion. Beitr. Klin. Tuberk. **110**, 213 (1953).
Kountz, W. B., and H. L. Alexander: Non-obstructive emphysema. J. Amer. med. Ass. **100**, 551 (1933).
— — Emphysema. Medicine (Baltimore) **13**, 251 (1934).
— — Symptomatic relief of emphysema by an abdominal belt. Amer. J. med. Sci. **187**, 687 (1934a).
Kramer, K.: Ein Verfahren zur fortlaufenden Messung des Sauerstoffgehaltes im strömenden Blute an uneröffneten Gefäßen. Z. Biol. **96**, 71 (1935).
Kramer, K., u. H. Sarre: Untersuchungen über die Arterialisierung des Blutes. Z. Biol. **96**, 76, 89, 101 (1935).
Krogh, A.: Bicycle ergometer and respiration apparatus for experimental study of muscular work. Skand. Arch. Physiol. **30**, 375 (1913).
Lamplier, E. H.: Determination of residual volume and residual volume total capacity ratio by single brath technics. J. appl. Physiol. **5**, 361 (1953).
Landen, H. C.: Die funktionelle Beurteilung des Lungen- und Herzkranken. Darmstadt: Dietrich Steinkopff 1955.
Larmi, T. K. J.: Spirometric and gas analytic studies in pulmonary insufficiency at rest and during graduated exercise. Scand. J. Clin. Lab. Invest. **6**, Suppl. 12 (1954).
Lassen, H. C. A., A. Cournand and D. W. Richards: Distribution of respiratory gases in a closed breathing circuit. I. In normal subjects. J. clin. Invest. **16**, 1 (1937).
Lavenne, F.: Le retentissement cardio-vasculaire de la Silicose et de l'Anthraco-Silicose. Contribution à l'étude du "Cor Pulmonale". Rev. belge Path. Méd. exp. **21** (1951), Suppl. VI.
— O. L. Wade, P. Hugh-Jones et J. C. Gilson: Prédiction du volume pulmonaire résiduel à partir de mensurations thoraciques et radiologiques. J. franç. Méd. Chir. thor. **8**, 1 (1954).
Lechtenbörger, H., H. Valentin u. H. Venrath: Beitrag zur Beurteilung von Bronchialstenosen in der Klinik der Bronchialtumoren. Beitr. Klin. Tuberc. **117**, 638 (1951).
Lenègre, J., P. Maurice et L. Scébat: L'hypertension artérielle pulmonaire. Bull. Soc. méd. Hôp. Paris **1948**, 859.
Lepeschkin, E.: Modern Electrocardiography. Baltimore: Williams and Wilkins Co. 1951.
Lindenschmidt, T. O.: Der Sauerstoffpartialdruck des arteriellen Blutes bei chirurgischen Lungenerkrankungen und seine klinische Bedeutung. Beitr. Klin. Tuberk. **110**, 71 (1953).
Lister, W. A.: Asthma, chronic bronchitis, and emphysema. Lancet **1955**, 733.
Lodge, T.: Pulmonary fibrosis and the collagen diseases: radiological aspects. Brit. J. Radiol. **29**, 645 (1956).
Loeschcke, H. H.: Über den Gasaustausch in der Lunge (mit einem Anhang: Formeln für respiratorischen Stoffwechsel und Gasaustausch). Klin. Wschr. **1954**, 145.
Loeschke, H.: Störungen des Luftgehaltes der Lunge. In Henke-Lubarsch, Handbuch der speziellen pathologischen Anatomie und Histologie, Bd. III/I, S. 612. Berlin: Springer 1928.
Löffler, W.: Klinik und Therapie des Emphysems. Verh. dtsch. Ges. inn. Med. **62**, 44 (1956).
Lottenbach, K.: Das Lungenemphysem. In Handbuch der inneren Medizin, Bd. IV/2, S. 806. Berlin-Göttingen-Heidelberg: Springer 1956.
— I. Noelpp-Eschenhagen u. B. Noelpp: Mechanische Aspekte der Lungenfunktion. In Handbuch der inneren Medizin, Bd. IV/2, S. 488. Berlin-Göttingen-Heidelberg: Springer 1956.
Lovejoy, F. W., P. N. G. Yu, R. E. Nye, H. A. Joos and J. H. Simpson: Pulmonary hypertension. III. Physiologic studies in three cases of carbon dioxide narcosis treated by artificial respiration. Amer. J. Med. **16**, 4 (1954).
Ludwig, H.: Die Soll-Kapazität und ihre Berechnung. Z. klin. Med. **140**, 455 (1942).
Lundsgaard, S., and K. Schierbeck: Untersuchungen über die Volumina der Lungen. I—IV. Acta med. scand. **58**, 470, 486, 495, 541 (1923).
— — Studies on the mixture of air in the lungs with various gases. Amer. J. Physiol. **64**, 210, 231 (1923a).
Macklin, C. C.: The musculature of the bronchi and lungs. Physiologic. Rev. **9**, 1 (1929).
Marshall, R., and A. B. DuBois: The measurement of the viscous resistance of the lung tissues in normal man. Clin. Sci. **15**, 161 (1956).
Martin, C. J., F. Cline and H. Marshall: Lobar alveolar gas concentrations: Effect of body position. J. clin. Invest. **32**, 617 (1953).
— — — Lobar alveolar gas concentration after pneumonectomy. J. clin. Invest. **34**, 875 (1955).
Marx, H.-H., W. J. Zack u. O. E. Müller: Untersuchungen zur spiroergometrischen Differenzierung der kardialen und pulmonalen Arbeitsleistung. Z. Kreislaufforsch. **43**, 714 (1954).

MATHESON, H. W., and J. S. GRAY: Ventilatory function tests. III. Resting ventilation, metabolism, and derived measures. J. clin. Invest. 29, 688 (1950).
— S. N. SPIES, J. S. GRAY and D. R. BARNUM: Ventilatory function tests. II. Factors affecting the voluntary ventilation capacity. J. clin. Invest. 29, 682 (1950).
MATTS, S. G. F.: Acute spontaneous mediastinal emphysema. Lancet 1957, 507.
MAURATH, J.: Pathophysiologie der Atmung in der Lungenchirurgie. Stuttgart: Georg Thieme 1955.
McCORT, J. J., and P. J. PARE: Pulmonary fibrosis and cor pulmonale in sarcoidosis. Radiology 62, 496 (1954).
McILROY, M. B., F. L. ELDRIDGE, J. P. THOMAS and R. V. CHRISTIE: The effect of added elastic and non-elastic resistances on the pattern of breathing in normal subjects. Clin. Sci. 15, 336 (1956).
— — and R. W. STONE: The mechanical properties of the lungs in anoxia, anaemia and thyrotoxicosis. Clin. Sci. 15, 335 (1956).
— and R. MARSHALL: The mechanical properties of the lungs in asthma. Clin. Sci. 15, 345 (1956).
McNEILL, R. S., and J. M. McKENZIE: An Assessment of the value of breathing exercises in chronic bronchitis and asthma. Thorax (Lond.) 10, 250 (1955).
MEAD, J., I. LINDGREN and E. A. GAESNLER: The mechanical properties of the lungs in emphysema. J. clin. Invest. 34, 1005 (1955).
— and J. L. WHITTENBERGER: Physical properties of human lungs measured during spontaneous respiration. J. appl. Physiol. 5, 779 (1953).
MEAKINS, J. C., and R. V. CHRISTIE: Lungvolume and its variations Ann. intern. Med. 3, 423 (1929).
MENEELY, G. R., and N. L. KALTREIDER: Use of helium for determination of pulmonary capacity. Proc. Soc. exper. Biol. (N.Y.) 46, 266 (1941).
— — The volume of the lung determined by Helium dilution. Description of the method and comparison with other procedures. J. clin. Invest. 28, 129 (1949).
MERKLE, A., u. F. WYSS: Zur Pathogenese der kardialen Dyspnoe. Schweiz. med. Wschr. 1950, 1154.
METHENY, E.: Breathing capacity and grip strength of preschool children. Univ. Iowa Studies in child welfare 18 (1940).
MILLER, R. D., W. S. FOWLER and H. F. HELMHOLZ: The treatment of pulmonary emphysema and of diffuse pulmonary fibrosis with nebulized bronchodilators and intermittent positive pressure breathing. Dis. Chest. 28, 309 (1955).
— — — The relationship of arterial hypoxemia to disability and to cor pulmonale with congestive failure in patients with chronic pulmonary emphysema. Proc. Staff Meet. Mayo Clin. 28, 737 (1953).
MILLER, W. F.: A physiologic evaluation of the effects of diaphragmatic breathing training in patients with chronic pulmonary emphysema. Amer. J. Med. 17, 471 (1954).
MILLS, J. N.: Variability of the vital capacity of the normal human subject. J. Physiol. 110, ·76 (1949).
— The influence upon the vital capacity of procedures calculated to alter the volume of blood in the lungs. J. Physiol. 110, 207 (1949a).
MORAWITZ, P., u. R. SIEBECK: Die Dyspnoe durch Stenose der Luftwege. I. Gasanalytische Untersuchungen. Dtsch. Arch. klin. Med. 97, 201 (1909).
MORSE, M., F. W. SCHLUTZ and D. E. CASSELS: Relation of age to physiological responses of the older boy (10—17 years) to exercise. J. appl. Physiol. 1, 683 (1949).
— — — The lung volume and its subdivisions in normal boys 10—17 years of age. J. clin. Invest. 31, 380 (1952).
MOTLEY, H. L., A. COURNAND, L. WERKÖ, A. HIMMELSTEIN and D. DRESDALE: The influence of short periods of induced acute anoxia upon pulmonary artery pressures in man. Amer. J. Physiol. 150, 315 (1947).
— L. P. LANG and B. GORDON: Pulmonary emphysema and ventilation measurements in one hundred anthracite coal miners with respiratory complaints. Amer. Rev. Tuberc. 59, 270 (1949).
— — — Studies on the respiratory gas exchange in one hundred anthracite coal miners with pulmonary complaints. Amer. Rev. Tuberc. 61, 201 (1950).
NAGER, G.: Über das sogenannte Sauerstoffdefizit nach UHLENBRUCK-KNIPPING. Schweiz. Z. Tuberk. 4, Suppl. 1 (1947).
NEEDHAM, C. D., M. C. ROGAN and I. McDONALD: Normal standards for lung volumes, intrapulmonary gas-mixing, and maximum breathing capacity. Thorax (Lond.) 9, 313 (1954).
NEMIR, P., H. H. STONE, T. N. MACRELL and H. R. HAWTHORNE: Controlled unilateral bronchovascular occlusion as a method for studying pulmonary function. Surgery (St. Louis) 34, 401 (1953).

Neergard, K. v.: Beiträge zur Atemmechanik. Dtsch. Z. Chir. **244**, 268 (1936).
— u. K. Wirz: Über eine Methode zur Messung der Lungenelastizität am lebenden Menschen, insbesondere beim Emphysem. Z. klin. Med. **105**, 33 (1927).
— — Die Messung der Strömungswiderstände in den Atemwegen des Menschen, insbesondere bei Asthma und Emphysem. Z. klin. Med. 105, 51 (1927a).
Nims, R. G., E. H. Conner and J. H. Comroe: The compliance of the human thorax in anesthetized patients. J. clin. Invest. **34**, 744 (1955).
Opitz, E., u. H. Bartels: Gasanalyse. Hoppe-Seyler, Handbuch der physiologisch-pathologisch-chemischen Analyse. Bd. II, S. 183. Berlin-Göttingen-Heidelberg: Springer 1950.
Ornstein, G. G., M. Herman, M. W. Friedman and E. Friedlander: Pulmonary function tests. A discussion of ventilatory tests. A description of a method for measuring the diffusion of oxygen and carbon dioxide in the lungs. Amer. Rev. Tuberc. **53**, 306 (1946).
Otis, A. B., and C. McKerrow: Possible mechanism contributing to uneven ventilation. Fed. Proc. **13**, 107 (1954).
Panum, P. L.: Untersuchungen über die physiologischen Wirkungen der comprimierten Luft. Arch. Physiol. 1, 125 (1868).
Pappenheimer, J. R., J. H. Comroe, A. Cournand, J. K. W. Ferguson, G. F. Filley, W. S. Fowler, J. S. Gray, H. F. Helmholz, A. B. Otis, H. Rahn and R. L. Riley: Standardization of definitions and symbols in respiratory physiology. Fed. Proc. **9**, 602 (1950).
Patton, W. E., W. H. Abelmann, N. R. Frank, T. L. Badger and E. A. Gaensler: Pulmonary function in pregnancy. II. Comparison of effects of pneumoperitoneum and pregnancy in young women with functionally normal lungs and serial observations during pregnancy and postpartum pneumoperitoneum. Amer. Rev. Tuberc. **67**, 755 (1953).
Peabody, F. W.: Clinical studies on the respiration. III. A mechanical factor in the production of dyspnea in patients with cardiac disease. Arch. intern. Med. **20**, 433 (1917).
— and J. A. Wentworth: Clinical studies on the respiration. IV. The vital capacity of the lungs and its relation to dyspnea. Arch. intern. Med. **20**, 443 (1917).
Pflüger, E.: Das Pneumometer. Arch. Physiol. **29**, 244 (1882).
Plotz, M.: Bronchial Spasm in cardiac asthma. Ann. intern. Med. **26**, 521 (1947).
Podkaminsky, N. A.: Röntgendiagnostik des Lungenemphysems. Fortschr. Röntgenstr. **40**, 1020 (1929).
Prime, F. J., and E. K. Westlake: The respiratory response to CO_2 in emphysema. Clin. Sci. **13**, 321 (1954).
Prinzmetal, M., and W. B. Kountz: Intrapleural pressure in health and disease and its influence on body function. Medicine (Baltimore) **14**, 457 (1935).
Proctor, D. F., J. B. Hardy and R. McLean: Studies of respiratory air flow. II. Observations on patients with pulmonary disease. Bull. Johns Hopk. Hosp., **87**, 255 (1950).
Pump, K. K.: The effect on respiration of the occlusion of a bronchus in man during bronchospirometry. J. clin. Invest. **33**, 611 (1954).
Püschel, E.: Lungenvolumina gesunder Kinder. II. Ihre Beziehung zu den Werten des Sollgrundumsatzes. Mschr. Kinderheilk. **65**, 105 (1936).
— Über die Spirometrie und ihre Ergebnisse im Kindesalter. Ergebn. inn. Med. Kinderheilk. **61**, 786 (1942).
Rahn, H., W. O. Fenn and A. B. Otis: Daily variations of vital capacity, residual air and exspiratory reserve including a study of the residual air method. J. appl. Physiol. 1, 725 (1949).
— A. B. Otis, L. E. Chadwick and W. O. Fenn: The pressure-volume diagram of the thorax and the lung. Amer. J. Physiol. **146**, 161 (1946).
Rauwerda, P. E.: Unequal ventilation of different parts of the lung and the determination of cardiac output. Diss. Groningen 1946.
Reich, L.: Der Einfluß des Pneumoperitoneums auf das Lungenemphysem. Wien. Arch. inn. Med. 8, 245 (1924).
Richards, D. W.: The nature of cardiac and of pulmonary dyspnea. Circulation 7, 15 (1953).
Riley, R. L., and A. Cournand: 'Ideal' alveolar air and the analysis of ventilation-perfusion relationships in the lungs. J. appl. Physiol. 1, 825 (1949).
— — Analysis of factors affecting partial pressures of oxygen and carbon dioxide in gas and blood of lungs: Theory. J. appl. Physiol. 4, 77 (1951).
Robinson, S.: Experimental studies in physical fitness in relation to age. Arbeitsphysiol. **10**, 251 (1938).
Rohrer, F.: Der Strömungswiderstand in den menschlichen Atemwegen und der Einfluß der unregelmäßigen Verzweigung des Bronchialsystems auf den Atmungsverlauf in verschiedenen Lungenbezirken. Arch. Physiol. **162**, 225 (1915).
— Physiologie der Atembewegung. Handbuch der normalen und pathologischen Physiologie. Bd. 2. Berlin: Julius Springer 1925.

ROTH, P.: Modifications of apparatus and improved technique adaptable to Benedict type of respiratory apparatus. Boston Med. Surg. J. 186, 457 (1922).

ROSSIER, P. H., u. A. BÜHLMANN: Pathophysiologie der Atmung. Handbuch inn. Med. Bd 4/I, S. 39—252. Berlin-Göttingen-Heidelberg: Springer 1956.

— — u. P. LUCHSINGER: Bemerkungen über Diffusionsstörungen in der Lunge. Schweiz. med. Wschr. 1954, 25.

— — F. SCHAUB u. P. LUCHSINGER: Pulmonale Hypertonie und chronisches Cor pulmonale. Ergebn. inn. Med. Kinderheilk. 6, 580 (1955).

— — u. K. WIESINGER: Physiologie und Pathophysiologie der Atmung. Berlin-Göttingen-Heidelberg: Springer 1956.

ROSSIER, P. H., et H. MÉAN: L'insuffisance pulmonaire, ses diverses formes. Schweiz. med. Wschr. 1943, 327.

— u. K. WIESINGER: Stabilisator für die Sauerstoffspannung im geschlossenen Spirometersystem. Schweiz. Z. Tuberk. 6, 17 (1948).

SAXTON, G. A., M. RABINOWITZ, L. DEXTER and F. HAYNES: The relationship of pulmonary compliance to pulmonary vascular pressures in patients with heart disease. J. clin. Invest. 35, 611 (1956).

SCADDING, J. G.: Pulmonary fibrosis and collagen diseases of the lungs. I. Clinical problems of diffuse pulmonary fibrosis. Brit. J. Radiol. 29, 633 (1956).

SCHAEFER, K. E.: Atmung und Säure-Basengleichgewicht bei langdauerndem Aufenthalt in 3% CO_2. Pflüg. Arch. ges. Physiol. 251, 689 (1949).

SCHERRER, M.: Das Studium der intrapulmonalen Gasmischung zur Beurteilung der ungleichmäßigen Ventilation und Perfusion der Lungen. Proc. Kon. Ned. Akad. Amsterdam 58, 74 (1955).

— Die Lungentuberkulose funktionell gesehen. Schweiz. Z. Tuberk. Bibl. Tuberc. 11, 83 (1956).

— A. KOSTYAL, H. WIERZEJEWSKI, F. SCHMIDT u. H. A. v. GEUNS: Zur Pathophysiologie des provozierten bronchialasthmatischen Anfalls. Internat. Arch. Allergy 9, 65 (1956).

— — u. F. SCHMIDT: Die Pathophysiologie der Atmung in der Tuberkuloseklinik. Wien. Z. inn. Med. 37, 89 (1956).

— u. F. SCHMIDT: Die Beurteilung des Risikos von lungenchirurgischen Eingriffen durch eine vorgängige, umfassende Lungenfunktionsprüfung. Thoraxchirurgie 2, 429 (1955).

SCHMIDT, F., A. KOSTYAL u. M. SCHERRER: Die funktionelle Einbuße durch partielle Lungenresektion bei Tuberkulose. Acta davosiana 15, 1 (1956).

SCHMIDT, H. W.: Pulmonary dyspnea. Proc. Staff Meet. Mayo Clin. 27, 54 (1952).

SCHNEIDER, M., u. W. SCHOEDEL: Neuere Methoden der Spirographie und Spirometrie. ABDERHALDEN; Handbuch der biologischen Arbeitsmethoden, Abt. 4, Teil 13, S. 835. Berlin-Wien 1937.

SCHOEN, R.: Die Atmung, in: Lehrbuch der speziellen pathologischen Physiologie, S. 114. Stuttgart: Gustav Fischer 1955.

— Eröffnungsansprache. Verh. dtsch. Ges. inn. Med. 62, 1 (1956).

— u. E. DERRA: Untersuchungen über die Bedeutung der Zyanose als klinisches Symptom. Dtsch. Arch. klin. Med. 168, 52 (1930).

— — Zyanose durch chronische Stauung im Lungenkreislauf, besonders bei Mitralstenose. Dtsch. Arch. klin. Med. 168, 176 (1930).

SCHWAB, M.: Zur Behandlung des Lungenemphysems mit chronischer respiratorischer Acidose. Klin. Wschr. 1957, 157.

SCOTT, R. W.: Observations on the pathologic physiology of chronic pulmonary emphysema. Arch. intern. Med. 26, 544 (1920).

SEGAL, M. S., and J. DULFANO: Chronic pulmonary emphysema. New York: Grune & Stratton 1953.

SHELDON, M. B., and A. B. OTIS: Effect of adrenaline on resistance to gas flow in the respiratory tract and on the vital capacity of normal and asthmatic subjects. J. appl. Physiol. 3, 513 (1953).

SIEBECK, R.: Die Dyspnoe durch Stenose der Luftwege. II. Die Einstellung der Mittellage der Lunge. Dtsch. Arch. klin. Med. 97, 219 (1909).

— Über die Beeinflussung der Atemmechanik durch krankhafte Zustände des Respirations- und Kreislaufapparates. Dtsch. Arch. klin. Med. 100, 204 (1910).

SIEBENS, A. A., C. F. PIETRASTEK, J. WEAVER and C. F. STOREY: Some effects of pneumoperitoneum on respiration in patients with pulmonary tuberculosis. Amer. Rev. Tuberc. 70, 672 (1954).

SINCLAIR, J. D.: The effect of breathing exercises in pulmonary emphysema. Thorax (Lond.) 10, 246 (1955).

SILVERMAN, L., R. C. LEE and C. K. DRINKER: New method for studying breathing, with observations upon normal and abnormal subjects. J. clin. Invest. 23, 907 (1944).

Silverman, L., and J. L. Whittenberger: Instantaneous air flow measurements. In: Comroe, J. H., Methods in medical research Bd. 2, S. 215. Chicago: The Year Book Publishers 1950.

Sjöstrand, T.: Über die Bedeutung der Lungen als Blutdepot beim Menschen. Acta physiol. scand. 2, 231 (1941).

Sluiter, H. J., u. N. G. M. Orie: Das Lungenherz bei Emphysem. Wien. Z. inn. Med. 37, 437 (1956).

Slyke, D. D. van, and C. A. L. Binger: The determination of lung volume without forced breathing. J. exp. Med. 37, 467 (1923).

Soley, M. H., and N. W. Shock: The rate of respiratory adjustement to postural change. Amer. J. Physiol. 130, 771 (1940).

Soulié, P., J. Baillet, J. Carlotti, P. Chiche, R. Picard, M. Servelle et G. Voci: Le poumon des mitraux. Essai de confrontation anatomo-physiologique. Arch. Mal. Coeur 46, 393 (1953).

Stewart, C. A.: Vital capacity of lungs of children in health and disease. Amer. J. Dis. Child. 24, 451 (1922).

Stone, D. J., A. Schwartz, J. A. Feltman and F. L. Lovelock: Pulmonary function in sarcoidosis. Results with cortisone therapy. Amer. J. Med. 15, 468 (1953).

— — W. Newman, J. A. Feltman and F. J. Lovelock: Precipitation by pulmonary infection of acute anoxia, cardiac failure and respiratory acidosis in chronic pulmonary disease. Amer. J. Med. 14, 14 (1953a).

Storstein, O.: The effect of pure oxygen breathing on the circulation in anoxemia. Acta med. scand. 143 (1952), Suppl. 269.

Sturgis, C. C., F. W. Peabody, F. C. Hall and F. Fremont-Smith: Clinical studies on respiration: relation of dyspnea to the maximum minute-volume of pulmonary ventilation. Arch. intern. Med. 29, 236 (1922).

Stutz, E.: Bronchographische Beiträge zur normalen und pathologischen Physiologie der Lungen. Fortschr. Röntgenstr. 72, 129, 309, 447 (1949 u. 1950).

— Über die Funktion der Lungenmuskulatur. Beitr. Klin. Tuberk. 105, 221 (1951).

Tenney, S. M.: Ventilatory response to carbon dioxide in pulmonary emphysema. J. appl. Physiol. 6, 477 (1954).

Tiffeneau, R., et A. Pinelli: Capacité maximal a l'effort. Test pour l'exploration de la fonction ventilatoire pulmonaire. Congrès National de la Tuberculose. Strasbourg 1948.

Toussaint, C.: Technique de la mesure de l'air résiduel fonctionelle. Acta tuberc. belg. 44, 189 (1953).

Turner, J. A., and R. L. McLean: Spirometric measurements of lung function in healthy children. Pediatrics 7, 360 (1951).

Uehlinger, E., u. G. Schoch: Zur Diagnose und Differentialdiagnose der Lungengerüst-erkrankungen: Entzündungen und Dystrophien. In: Schinz, H. R., R. Glauner, E. Uehlinger: Röntgendiagnostik, Ergebnisse 1952—1956, S. 307—362. Stuttgart: Georg Thieme 1957.

Uggla, L. G.: Bedeutung der pulmonalen Druckmessung bei Kollaps- und Resektionsbehand-lung. Beitr. Klin. Tuberk. 110, 61 (1953/54).

Uhlenbruck, P.: Beobachtungen zur rechtsventrikulären Herzinsuffizienz. Dtsch. Arch. klin. Med. 163, 220 (1929).

— Über die Wirksamkeit der Sauerstoffatmung. Z. ges. exp. Med. 74, 1 (1930).

Valentin, H., u. H. Venrath: Die Differenzierung der respiratorischen Arbeitsinsuffizienz von der kardialen Arbeitsinsuffizienz unter besonderer Berücksichtigung der Links- und Rechtsinsuffizienz des Herzens. Beitr. Klin. Tuberk. 107, 35 (1952).

Veen, G. van, N. G. M. Orie and J. J. Hirdes: Spirometric lungfunction investigations. I. A rapid constant-volume method for the determination of the functional residual air. Acta tuberc. scand. 26, 251 (1952).

Venrath, H., H. Lechtenbörger, H. Valentin u. W. Bolt: Das Verhalten von Atmung und Kreislauf bei uni- und bilateraler Sauerstoffmangelatmung. Ein Beitrag zur Kompensation akuter Hypoxie durch Kreislaufumstellung. Z. Kreislaufforsch. 44, 544 (1955).

Vossschulte, K.: Das allgemeine Operationsrisiko bei anatomischen und funktionellen Schäden am Respirationsorgan. Verh. dtsch. Ges. inn. Med. 62, 639 (1956).

Vuilleumier, P.: Über eine Methode zur Messung des intraalveolären Druckes und der Strö-mungswiderstände in den Atemwegen des Menschen. Z. klin. Med. 143, 698 (1944).

Wade, O. L.: Movement of the thoracic cage and diaphragm in respiration. J. Physiol. (Lond.) 124, 193 (1954).

— and J. C. Gilson: The effect of posture on diaphragmatic movement and vital capacity in normal subjects with a note on spirometry as an aid in determining radiological chest volumes. Thorax (Lond.) 6, 103 (1951).

WARRING, F. C.: Ventilatory function: Experiences with simple practical procedure for its evaluation in patients with pulmonary tuberculosis. Amer. Rev. Tuberc. **51**, 432 (1945).

WESTCOTT, R. N., N. O. FOWLER, R. C. SCOTT, V. D. HAUENSTEIN and J. McGUIRE: Anoxia and human pulmonary vascular resistance. J. clin. Invest. **30**, 957 (1951).

WHITFIELD, A. G. W., O. E. SMITH, D. G. B. RICHARDS, J. A. H. WATERHOUSE and W. M. ARNOTT: The correlation between the radiological appearances and the clinical and spirometric state in emphysema. Quart. J. Med. N. S. **20**, 247 (1951).

— J. A. H. WATERHOUSE and W. M. ARNOTT: The total lung volume and its subdivisions. A study in physiological norms. I. Basic data. Brit. J. Soc. Med. **4**, 1 (1950).

— — — II. The effect of posture. Brit. J. Soc. Med. **4**, 86 (1950).

— — — III. Correlation with other anthropometric data. Brit. J. Soc. Med. **4**, 113 (1950).

WILDBERGER, H. L., and W. R. BARCLAY: Diffuse interstitial pulmonary fibrosis. Ann. intern. Med. **43**, 1127 (1955).

WILLIAMS, M. H.: Pulmonary function in Boeck's sarcoid. J. clin. Invest. **32**, 909 (1953).

— Pulmonary function studies in mitral stenosis before and after commissuromtomy. J. clin. Invest. **32**, 1094 (1953a).

WILLMON, T. L., and A. R. BEHNKE: Residual lung volume determinations by methods of helium substitution and volume expansion. Amer. J. Physiol. **153**, 138 (1948).

WILSON, R. H., W. HOSETH and M. E. DEMPSEY: The effects of breathing 99,6% oxygen on pulmonary vascular resistance and cardiac output in patients with pulmonary emphysema and chronic hypoxia. Ann. intern. Med. **42**, 629 (1955).

WINTRICH, M. A.: Handbuch der speziellen Pathologie und Therapie, Bd. 5. Erlangen: Enke 1854; zit. nach WYSS (1955).

WORTH, G., u. E. SCHILLER: Die Pneumokoniosen. Köln: Staufen-Verlag 1954.

WRIGHT, G. W.: Respiration in relation to convalescence and rehabilitation. Fed. Proc. **3**, 240 (1944).

— Maximal breathing capacity, comment. In: Methods in medical research, Bd. 2, S. 213. Chicago: The Year Book Publishers 1950.

— and G. F. FILLEY: Pulmonary fibrosis and respiratory function. Amer. J. Med. **10**, 643 (1951).

— R. PLACE and F. PRINCI: Physiological effects of pneumoperitoneum upon respiratory apparatus. Amer. Rev. Tuberc. **60**, 706 (1949).

WYSS, F.: Asthma bronchiale. Stuttgart: Georg Thieme 1955.

— u. J. REGLI: Das Problem der kardialen Dyspnoe. Schweiz. med. Wschr. **1953**, 1175.

YU, P. N. G., F. L. LOVEJOY, H. A. JOOS, R. E. NYE and W. S. McCANN: Studies of pulmonary hypertension. I. Pulmonary circulatory dynamics in patients with pulmonary emphysema at rest. J. clin. Invest. **32**, 130 (1953).

ZDANSKY, E.: Röntgenologie des Lungenkreislaufs. Verh. dtsch. Ges. Kreislaufforsch. **17**, 139 (1951).

— Was leistet die Röntgenuntersuchung für die Beurteilung der Herzfunktion des Erwachsenen? In: SCHINZ, GLAUNER, UEHLINGER: Röntgendiagnostik, Ergebnisse 1952—1956, S. 104. Stuttgart: Georg Thieme 1957.

ZIMMERMANN, H. A.: A study of the pulmonary circulation in man. Dis. Chest. **20**, 46 (1951).

ZÖLLNER, N., S. ERNST u. H. NOWY: Untersuchungen über den Atemgrenzwert Gesunder. Z. Biol. **107**, 335 (1955).

ZUIDEMA, P.: Das chronische substantielle Emphysema pulmonum. Wien. klin. Wschr. **1956**, 549.

A. Einleitung

Bis zum Kriegsende gehörten Lungenfunktionsprüfungen nur in wenigen Kliniken zu den routinemäßig durchgeführten Untersuchungsmethoden. Nach 1945 ergab sich dann mit der sprunghaften Entwicklung der Herz- und Lungenchirurgie die Notwendigkeit für eine verfeinerte Funktionsdiagnostik, um mit größerer Sicherheit kardiale und respiratorische Störungen abzugrenzen, das Operationsrisiko bei Anwendung komplizierter Anaesthesieverfahren abzuschätzen und die Indikation zu den einzelnen Resektionsverfahren zu stellen, besonders auch im Hinblick auf die Frage nach den postoperativen Atemreserven. Nachdem die ersten klinischen Erfahrungsberichte vorlagen, wurde es deutlich, daß auch außerhalb der Thoraxchirurgie die Operationsgefährdung herabgesetzt werden kann, wenn anatomische und funktionelle Schäden an den Atmungsorganen durch eine Funktionsprüfung präoperativ erfaßt werden. So berichtete VOSSSCHULTE (1956), daß in der allgemeinen Chirurgie unter 1736 Verstorbenen der letzten 10 Jahre jeder 8. Todesfall einer postoperativen Lungenkomplikation, Lungenembolien ausgeschlossen, zur Last gelegt werden mußte, daß aber durch die gewöhnliche klinisch-physikalische Untersuchung in mehr als 80 % dieser Todesfälle die drohende Gefahr einer Lungenkomplikation nicht erkannt worden war und auch nicht erkannt werden konnte.

Nicht nur der Chirurg, sondern auch der Internist muß diesen Tatsachen Rechnung tragen. Dazu kommt, daß in der inneren Medizin infolge der verringerten Mortalität an Pneumonie, Tuberkulose und sonstigen Infektionskrankheiten die Zahl degenerativer Lungen- und Herzerkrankungen zugenommen hat. „Das Emphysem und die chronische Bronchitis, die lange Zeit unproblematisch, alltäglich und darum banal erschienen, sind mit der erhöhten Lebenserwartung zwar noch alltäglicher, aber damit praktisch noch wichtiger geworden" [Schoen (1956)]. Schließlich kann heute für Fragen der Begutachtung und für die frühzeitige Erfassung, Behandlung und Verhütung von Berufskrankheiten nicht mehr auf funktionell ausgerichtete Untersuchungsmethoden verzichtet werden.

Diese Anforderungen treffen den Kliniker insofern nicht unvorbereitet, als die Lunge als dasjenige Organ bezeichnet werden darf, „dessen Funktion heute in der Klinik am genauesten untersucht werden kann" [Rossier (1956)]. Es stehen eine große Anzahl von Untersuchungsmethoden für die lückenlose Erfassung der Lungenfunktion zur Verfügung, von denen sich aber ein Teil nicht für die klinische Routinediagnostik eignet und die sicher nicht alle dem Patienten zugemutet werden können. Dazu werden immer neue, teils einfache, teils komplizierte Spezialteste angegeben, welche häufig nur eine Modifikation alter Verfahren darstellen. Eine kritische Überprüfung der in einem klinischen Laboratorium durchgeführten Lungenfunktionsprüfungen und ein Vergleich mit den klinischen, röntgenologischen und elektrokardiographischen Befunden erscheint daher gerechtfertigt.

B. Die äußere Atmung

Die Lunge hat die Aufgabe, Sauerstoff und Kohlensäurespannungen im arteriellen Blut in einem normalen, annähernd konstanten Bereich zu halten und auf diese Weise subjektive oder objektive Störungen infolge Sauerstoffmangel oder Kohlensäureanreicherung zu verhindern. Diese Konstanz der arteriellen Blutgase unter wechselnden Bedingungen hängt von dem ungestörten Gasaustausch zwischen der Alveolarluft und dem die Lungencapillaren durchströmenden Blut ab.

Es ist zweckmäßig, den Vorgang des Gasaustausches in eine Reihe von Einzelfunktionen zu unterteilen, da hierdurch die verschiedenen Formen der Lungeninsuffizienz leichter analysiert und sinnvoller behandelt werden können. Die *Ventilation* hat die Aufgabe, die Gasgemische von der Atmosphäre zur Alveolarmembran bzw. in umgekehrter Richtung zu befördern. Ein genügendes Konzentrationsgefälle zwischen den Alveolar- und Blutgasen hängt jedoch nicht nur von der Quantität des geatmeten Luftvolumens, sondern auch von der gleichmäßigen *Verteilung* der eingeatmeten Luft auf alle durchbluteten Alveolen und ebenso von der gleichmäßigen Abgabe der mit Kohlensäure angereicherten Alveolarluft ab. Die Verteilung ("mixing efficiency") kann als Untergruppe der Ventilation betrachtet werden, denn von diesen beiden Faktoren und ihrem Verhältnis zur Durchblutung wird hauptsächlich die Größe der alveolären Ventilation bzw. des funktionellen Totraumes [Rossier und Méan (1943)] bestimmt. Baldwin, Cournand und Richards (1948) ordnen dagegen diesen mechanischen Vorgang der Verteilung dem respiratorischen Gasaustausch an der Grenzfläche Alveole-Capillare, somit dem physikalisch-chemischen Vorgang der *Diffusion* zu. Die in der Zeiteinheit diffundierende Gasmenge hängt ab von der variablen Diffusions-fläche, der Länge der zu passierenden Schicht zwischen Alveolargas und Hämo-globinmolekül (Alveolarmembran, interstitielle Flüssigkeit, Capillarmembran, Plasma, Erythrocytenmembran), dem Gaspartialdruckgefälle und dem Diffusions-koeffizienten der verschiedenen Gase. Als vierter Hauptfaktor eines normalen Gasaustausches ist schließlich die ausreichende und gleichmäßige *Durchblutung* der Capillaren und ihre Anpassung an die alveoläre Ventilation in allen Abschnitten der Lunge zu nennen.

In dieser übersichtlichen Aufteilung der äußeren Atmung in Ventilation und Verteilung, Diffusion und Zirkulation werden weitere wichtige Faktoren der nor-malen und gestörten Atmung, wie periphere und zentrale Atmungsregulationen, Atemarbeit, sekundäre Funktionsstörungen infolge Herzinsuffizienz usw. nur in-direkt berücksichtigt. Den Kliniker gehen besonders die Störungen der Ventila-tion und Verteilung an, da sie wesentlich häufiger vorkommen als Diffusions- oder Zirkulationsstörungen und unter Umständen sogar isoliert auftreten können, wäh-rend letztere praktisch immer mit solchen der Ventilation und Verteilung ver-gesellschaftet sind. Schließlich kann die Ventilation relativ rasch, genau und ein-fach gemessen werden, während Methoden zur Erfassung von Diffusions- und Zirkulationsstörungen mittels Untersuchung der Gaskonzentrationen der Alveolar-luft und des arteriellen sowie venösen Blutes der Pulmonalarterie zeitraubend und technisch schwierig sind. Auf eine Aufzählung dieser Verfahren kann hier ver-zichtet werden, da neuere ausführliche Übersichten über die Physiologie und Patho-logie des Gasaustausches (LOESCHCKE (1954)] und kritische Besprechungen der Methodik [OPITZ und BARTELS (1955); BARTELS, BEER, FLEISCHER und RODE-WALD (1955)] vorliegen.

C. Die Spirographie

Die älteste klinische Untersuchungsmethode für die Erfassung von Ventilations-störungen ist die Spirographie (HUTCHINSON, 1846). Weniger gebräuchlich sind die verschiedenen Verfahren der *Pneumotachographie* [FLEISCH (1925, 1929, 1931); HOCHREIN (1928, 1930, 1931); SILVERMAN, LEE und DRINKER (1944); SILVERMAN und WHITTENBERGER (1950); PROCTOR, HARDY und McLEAN (1950)] und der *Pneumometrie* [HADORN (1942)]. Um die Entwicklung spirographischer Methoden und ihre Einführung in die Klinik hat sich in Europa vor allem der Arbeitskreis BRAUER-KNIPPING-ANTHONY bemüht. Eine vollständige Literaturübersicht über die Arbeiten dieser Schule findet sich bei KNIPPING, BOLT, VALENTIN und VEN-RATH (1955) und in der Monographie von LANDEN (1955).

1. Offene und geschlossene Methodik

In technischer Hinsicht sind zwei verschiedene Systeme, offene und geschlos-sene, zu unterscheiden. Bei den *offenen Systemen* wird Außenluft oder ein belie-biges Gasgemisch durch ein trägheitsarmes Ventil eingeatmet und die verbrauchte Luft durch ein zweites Ventil in einen Douglassack, ein großvolumiges Spirometer oder direkt in eine registrierende Gasuhr ausgeatmet. Den Vorteilen dieses Systems, nämlich einfache Apparatur, Erleichterung von Arbeitsversuchen, gerin-ger Atemwiderstand, stehen als Nachteile die fehlende Registrierung der Atmung und der Atemmittellage sowie die Notwendigkeit von Gasanalysen gegenüber. Die offene Methode wird in Amerika vorwiegend in der klinischen Pathophysiologie verwandt, während man sich in Europa in der Klinik gewöhnlich der *geschlossenen Spirometersysteme* nach dem von BENEDICT-ROTH (1922) oder KNIPPING (1932) entwickelten Prinzip bedient. Ein Nachteil dieser Apparate besteht in ihrer Träg-heit, so daß nur bei kleinvolumigen Spirometern [KROGH (1913); FLEISCH (1954)] auf Vorrichtungen zur Herabsetzung des Atemwiderstandes (Ventilator, Kompressor oder Pumpe zur Umwälzung der Luft) verzichtet werden kann. Wichtige Modifikationen stellen die verschiedenen Zusatzeinrichtungen dar, welche durch manuellen oder automatischen Ersatz des verbrauchten Sauerstoffs bei gleichzeitiger Absorption der Kohlensäure mittels Kalilauge oder Natronkalk eine normale und konstante Zusammensetzung der Systemluft gewährleisten [Bjerknes und Scholander (1938); Anthony und Rohland (1939); Herrald und McMichael (1939); Rossier und Wiesinger (1948)].

Doppelbestimmungen mit dem offenen und geschlossenen System haben eine bemerkenswerte Übereinstimmung ergeben [Gilson und Hugh-Jones (1949)]. Es ist daher jetzt weniger wichtig, sich mit apparativen Verbesserungen zu befassen als vielmehr die Aussagekraft der einzelnen statischen und dynamischen Meßgrößen zu studieren, besonders die Abhängigkeit von der biologischen Variationsbreite der Untersuchten. Bartels, Beer, Fleischer und Rodewald (1955) gelangen in ihrer Kritik spirometrischer Methoden zu dem wenig ermutigenden Schluß, daß keine einzelne Größe bindende Schlüsse zuläßt, sondern daß eine ganze Reihe von ihnen gewonnen werden muß, wobei leider oft noch fraglich bleibt, ob das Ergebnis eindeutig ist.

2. Die Lungenvolumina

Die von Atmungsphysiologen und Klinikern verwandte *Terminologie* variierte in der Vergangenheit erheblich, obwohl bereits Christie (1932) ausgezeichnete Vorschläge zur Vereinfachung gemacht hatte. Im Jahre 1950 hat sich dann eine Gruppe amerikanischer Physiologen auf die in Abb. 1 dargestellten Bezeichnungen und Definitionen geeinigt (Pappenheimer, Comroe u. Mitarb.).

Vier Volumenangaben, die sich nicht überschneiden, stehen vier Kapazitätsbegriffe, die zwei oder mehr Volumina umfassen, gegenüber.

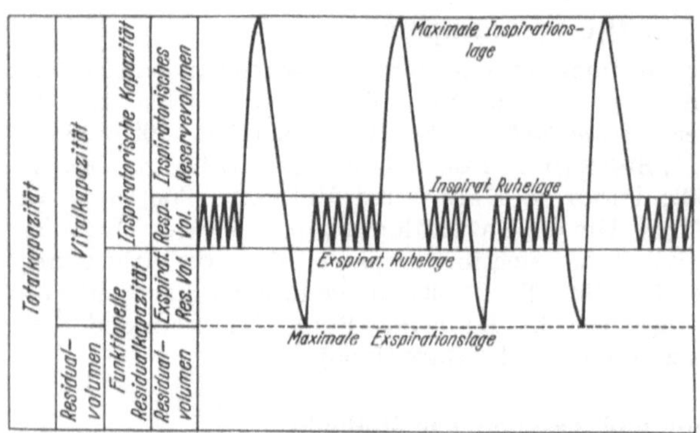

Abb. 1. Definition der Lungenvolumina (modif. nach Pappenheimer, Comroe u. Mitarb.)

Das *Respirationsvolumen* entspricht dem jeweiligen Volumen eines Atemzuges und wird durch die mit der Tiefe der Atmung wechselnde exspiratorische sowie inspiratorische Ruhelage begrenzt.

Das *inspiratorische Reservevolumen* stellt das Volumen zwischen normaler und maximaler Inspiration dar und entspricht der Komplementärluft im Sinne von Brauer (1932); Anthony (1930); Schneider und Schoedel (1937); Birath (1947); Georg (1949) u. a.

Das *exspiratorische Reservevolumen* (früher Reserveluft) ist die maximale Luftmenge, die nach einer normalen Exspiration noch ausgeatmet werden kann.

Das *Residualvolumen* gibt den Luftgehalt der Lunge und der Atemwege nach einer maximalen Exspiration an.

Die *funktionelle Residualkapazität* [von Anthony (1937) als Normalkapazität, von Hurtado und Boller (1933) sowie Bateman (1946) als Mittelkapazität und von Birath (1944) als equilibrium capacity bezeichnet] ist die Summe aus Residual- und exspiratorischem Reservevolumen.

Die *inspiratorische Kapazität* umfaßt das Respirations- und inspiratorische Reservevolumen. In den Arbeiten von Christie (1932); Hurtado und Boller

(1933); BALDWIN, COURNAND und RICHARDS (1948); FOWLER (1950) sowie WHIT-FIELD, WATERHOUSE und ARNOTT (1950) wurde diese Größe als Komplementärluft bezeichnet.

Die *Vitalkapazität* ist im Sinne der ursprünglichen Definition von HUTCHINSON (1846) das Luftvolumen, welches durch eine maximale Exspiration nach einer vorhergehenden maximalen Inspiration ausgeatmet werden kann.

Die *Totalkapazität* ist die Summe der vier Lungenvolumina oder der Vitalkapazität und des Residualvolumens [Maximalkapazität nach ANTHONY (1930)].

Als *Atemruhelage* wird zweckmäßig die *exspiratorische Ruhelage* angesehen, da sie im allgemeinen nur wenig schwankt. PANUM hatte 1868 angegeben, daß der Mittelstellung zwischen in- und exspiratorischer Ruhelage als mittlerer vitaler Atemlage eine besondere Bedeutung zukomme. Diese findet sich in vielen älteren Arbeiten unter der Bezeichnung „*respiratorische Mittellage*" [BOHR (1907); MORA-WITZ und SIEBECK (1909); SIEBECK (1909, 1910); HASSELBALCH (1908); BITTORF und FORSCHBACH (1910); BASS (1924); LUNDSGAARD und SCHIERBECK (1923, 1923a); VAN SLYKE und BINGER (1923)]. Für die Definition der Atemlage ist diese „respiratorische Mittellage" jedoch wertlos [ROHRER (1925); ANTHONY (1930)], da sie mit der sehr variablen inspiratorischen Ruhelage in weitem Umfange schwankt.

Alle Volumenangaben werden zweckmäßig auf „*Lungenverhältnisse*", d. h. auf Körpertemperatur, Barometerdruck und Sättigung mit Wasserdampf (BTPS) um-gerechnet, während für alle Stoffwechselberechnungen eine Reduktion der gemes-senen Gase auf *Normalverhältnisse* (760 mm Hg, 0° C, trocken = STPD) angezeigt ist. Die *Korrekturfaktoren* können anhand der entsprechenden Formeln selbst errechnet oder z. B. den Geigy-Tabellen 1955 (S. 123) bzw. einer Übersicht von COMROE und KRAFFERT (1953) entnommen werden. Die Differenzen zwischen den gemessenen und korrigierten Volumenangaben sind recht erheblich: Sie ent-sprechen bei Spirometertemperaturen zwischen 20—30° C für Sauerstoff und Kohlensäure einer mittleren Abnahme von 12% bzw. einer Zunahme der Volumina zwischen 10—4,5%.

a) Vitalkapazität

Die Klinik begnügte sich Jahrzehnte lang für die Beurteilung der Lungen-funktion mit einer Messung der Vitalkapazität und auch heute nimmt das Trockenspirometer noch vielerorts einen bevorzugten Platz ein, obwohl HUTCHIN-SON (1846) die Ergebnisse seiner Untersuchungen "with modesty and hesitation" vorgetragen hatte. Bei Männern hatte er eine größere Vitalkapazität als bei Frauen gefunden und eine Abhängigkeit von der Körpergröße und dem Alter fest-gestellt. Bei "common labourers" war die Vitalkapazität größer als bei "ladies and gentlemen". Seine Beobachtungen über eine enge Beziehung zwischen Dyspnoe und Größe der Vitalkapazität sind bekannt, nicht dagegen die Ein-schränkung, daß einer seiner Patienten trotz ungenügender Exspirationskraft und Dyspnoe eine normale Vitalkapazität hatte.

Die leichte Technik ihrer Bestimmung hat eine Überfülle von *Sollwertangaben* und Formeln für „Normalwerte" zur Folge gehabt. Von den zahlreichen Faktoren, die die Größe der Vitalkapazität beeinflussen, werden in den Regressionsgleichun-gen meist Geschlecht, Alter und Körpergröße berücksichtigt, manchmal auch noch das Gewicht bzw. die aus Größe und Gewicht abgeleitete Körperoberfläche [Nomogramm von DUBOIS und DUBOIS (1915)]. Da Übergewicht infolge des damit verbundenen Zwerchfellhochstandes eher einen negativen Einfluß auf die Atem-größen hat [KISCH (1936)], wird teilweise das Sollgewicht eingesetzt. Eine ausführ-liche Übersicht, die aus historischen Gründen gerechtfertigt sein mag, findet sich bei FLEISCH (1934) und ROSSIER und BÜHLMANN (1956a). Letztere haben, um die erheblichen Unterschiede zwischen den verschiedenen Sollwertformeln zu demonstrieren, die „normalen Werte" für je 2 Männer und Frauen in einer Tabelle vereinigt. Die Minima bzw. Maxima in den 4 Beispielen betragen 2740—4740 ml; 2590—5000 ml; 2180—4100 ml; 2040—3880 ml. Nach einer kritischen Besprechung dieser Fragen haben kürzlich NEEDHAM, ROGAN und McDONALD (1954), gestützt auf die Ergebnisse bei 324 Normalpersonen, eine neue Regressionsgleichung angegeben. Am gebräuchlichsten sind die Formeln von BALDWIN, COURNAND und RICHARDS (1948) für erwachsene Männer und Frauen:

Männer = 27,63 — (0,112 × Alter i. J.) × Größe in cm;
Frauen = 21,78 — (0,101 × Alter i. J.) × Größe in cm.

Nach den älteren Formeln von ANTHONY (1937) wird aus Alter, Größe, Gewicht (Sollgewicht bei Fettsucht!) und Geschlecht aus den Tabellen von KESTNER-KNIPPING der Soll-Grundumsatz und daraus durch Multiplikation mit dem Faktor 2,3 (bei Männern) bzw. 2,1 (bei Frauen) die Soll-Vitalkapazität errechnet.

Nach LECHTENBÖRGER, VALENTIN und VENRATH (1951) geben sowohl die von BALDWIN, COURNAND und RICHARDS (1948) als auch die von ANTHONY (1937) angegebenen Formeln gute Anhaltspunkte, wenn man sie als Mindestwerte auffaßt. Die ANTHONYschen Werte sollen bei Probanden bis zu 45 Jahren zu niedrig, andererseits jenseits von 45 die von BALDWIN u. Mitarb. bedeutend zu hoch liegen. Letzteres widerspricht allerdings eigenen Erfahrungen (vgl. Tab. 1). Sollwerte für Kinder und Jugendliche beiderlei Geschlechts haben LUDWIG (1942), STEWART (1922), METHENY (1940), TURNER und McLEAN (1951), ROBINSON (1938), PÜSCHEL (1936, 1942) sowie MORSE, SCHLUTZ und CASSELS (1949, 1952) angegeben.

Die Formeln von BALDWIN, COURNAND und RICHARDS (1948) gelten für die sitzende, die von ANTHONY (1937) für die liegende *Körperhaltung*. Die haltungsbedingten Unterschiede der Vitalkapazität sind allerdings relativ gering, maximal 7% [BLAIR und HICKAM (1955)], 5% [HASSELBALCH (1908); CHRISTIE und BEAMS (1922); HURTADO und FRAY (1933b); ANTHONY (1937); KALTREIDER, FRAY und VAN HYDE (1938)]. Nach eigenen Untersuchungen 60 gesunder Männer ist die Vitalkapazität im Stehen nur 80 ml (1,65%) größer als in halbliegender Stellung [HAMM und KLEINSORG (1956)]. Dieselbe absolute Differenz fanden WHITFIELD, WATERHOUSE und ARNOTT (1950) zwischen Sitzen und flacher Rückenlage. Bei Einzeluntersuchungen können also lagebedingte Unterschiede vernachlässigt werden, nicht dagegen bei Vergleichsuntersuchungen.

Der *Übungsfaktor* ist ebenfalls nur von untergeordneter Bedeutung. GAENSLER, RAYL und DONNELLY (1951) fanden bei Dreifachbestimmungen an 1000 Personen, daß im Mittel bereits der erste Versuch 97% des letzten oder besten Wertes ergab. Größere Differenzen sind nach eigenen Erfahrungen bei mehrfacher Bestimmung in kurzen zeitlichen Abständen immer auf mangelnde Mitarbeit verdächtig, sofern es sich nicht um dyspnoische, überängstliche oder debile Patienten handelt. Die Zunahme der Vitalkapazität durch Maßnahmen, welche den Blutgehalt der Lunge verringern, erwies sich als gering [Wickelung der Extremitäten: BUDELMANN (1937a); BRAUTLECHT (1939); Venaesectio: BUDELMANN (1937); GLASER und McMICHAEL (1940); peripher vasodilatatorisch wirksame Substanzen: SJÖSTRAND, (1941); MILLS (1949); Valsalva: BAHNSON (1952); Überdruckatmung: CAIN und OTIS (1949)].

Die *täglichen Variationen* der Vitalkapazität betragen selten mehr als 2% [RAHN, FENN, OTIS (1949); MILLS, (1949)], sofern nicht Bronchospasmen vorliegen. Größere Schwankungen konnten im Verlauf längerer Zeiträume beobachtet werden (vgl. Abb. 3). Bei einem freiwilligen gesunden Mann wurden bei Untersuchungen in etwa monatlichen Intervallen Werte zwischen 5170 und 5840 ml gemessen. Das Minimum im März fiel mit einer leichten Bronchitis zusammen, dagegen kann für die übrigen Abweichungen keine Erklärung gegeben werden.

Die Werte sind korrigiert, somit entfällt die Erklärung, daß derartige jahreszeitliche Schwankungen auf Druck- und Temperaturänderungen zu beziehen sind [APPERLY (1938)].

Selbst wenn alle besprochenen Faktoren genau berücksichtigt werden, darf von einer *pathologischen Verminderung der Vitalkapazität* nur gesprochen werden, wenn die Werte mehr als 20% [FOWLER (1950), COMROE, FORSTER u. Mitarb. (1955)] oder 30% [ROSSIER und BÜHLMANN (1956)] unter den Sollwerten liegen. Für die Beurteilung der Lungenfunktion sollte man sich mehr auf die Anamnese, physikalische Untersuchung und den Durchleuchtungsbefund als auf die alleinige Messung der Vitalkapazität verlassen [GAENSLER (1955)]. Kleinere Differenzen können lediglich bei wiederholten Messungen in kurzen Abständen für die Verlaufsbeurteilung wertvoll sein (Pleuraerguß, Lungenstauung, Kollapstherapie, Poliomyelitis), sofern der Kräftezustand des Patienten nicht zu sehr schwankt und auf gleichmäßige Untersuchungsbedingungen (Körperhaltung, Füllungszustand des Magens, Korrektur auf BTPS) geachtet wird. Definitionsgemäß wird die größte Vitalkapazität gewertet; die Berechnung des Mittelwertes aus mehreren Versuchen [GILSON und HUGH-JONES (1949)] ist wenig sinnvoll und für die Begutachtung abzulehnen.

b) Funktionelle Residualkapazität und Residualvolumen

Die Vitalkapazität stellt als isolierte Größe für den Organismus „effektiv keine vitale Frage" dar [FLEISCH (1934)], dagegen bildet sie die Grundlage für die Ermittlung der übrigen Lungenvolumina. Zusammen mit dem Residualvolumen, welches meist indirekt über die funktionelle Residualkapazität gemessen wird, bildet sie die Totalkapazität. Die Frage nach der besten *Methode* für die Bestimmung des Residualvolumens wird nicht einheitlich beantwortet. 1932 hat CHRISTIE bereits 47 verschiedene Methoden besprochen.

Die geringste Bedeutung haben die *radiologischen* Methoden erlangt, obwohl sie rasch und einfach durchgeführt werden können. Technik und Grundsätze für die planimetrische Ausmessung der Lungenfelder basieren auf den Angaben von HURTADO und FRAY (1933a), wonach das Produkt aus Lungenfläche und dorsoventralem Thoraxdurchmesser recht gut mit der spirometrischen O_2-Methode im geschlossenen System [CHRISTIE (1932)] übereinstimmt. Diese Angaben wurden teilweise bestätigt [ASLETT, HART und McMICHAEL (1939)], während andere Untersucher fanden, daß die Ergebnisse als Durchschnittswerte für ein größeres Kollektiv brauchbar sind, die Korrelation mit den exakteren Gasmethoden jedoch im speziellen Fall schlecht ist [GILSON und HUGH-JONES (1949); WADE und GILSON (1951); LAVENNE, WADE u. Mitarb. (1954)]. Eine neuere Modifikation durch COBB, BLODGETT u. Mitarb. (1954) soll bessere Resultate ergeben. Die Methode muß jedoch weiterhin bei Kranken mit diffusem und ausgedehntem Verlust von Lungenparenchym als zu ungenau angesehen werden.

Die *spirometrischen* Methoden beruhen auf dem Prinzip der Konzentrationsänderung eines definierten Gasgemisches bei Verdünnung mit dem Residualvolumen bzw. der funktionellen Residualkapazität. In Amerika wird mit Vorliebe die von DARLING, COURNAND und RICHARDS (1940) entwickelte *offene* Methode der N_2-Auswaschung verwandt. Durch die Atmung von reinem Sauerstoff für die Dauer von 7 min wird der in der Lunge vorhandene Stickstoff zunehmend verdünnt und ausgeatmet. Die Exspirationsluft wird in einem großvolumigen, mit Sauerstoff gewaschenen Spirometer gesammelt und zum Schluß die N_2-Konzentration bestimmt, nachdem zuvor am Ende einer normalen Exspiration Alveolarluft entnommen und auf ihren N_2-Gehalt untersucht worden ist. Trotz der theoretischen Einwände gegen diese Methode — unbekannte Atemruhelage zu Beginn und während der Untersuchung, geringe Verläßlichkeit der Alveolarluftprobe, unzureichende N_2-Auswaschung aus unterventilierten Lungenabschnitten, N_2-Auswaschung aus Blut und Geweben — sind nach DARLING, COURNAND und RICHARDS die praktischen Ergebnisse offenbar gut. Bei 158 Doppelbestimmungen wichen die Einzelwerte in 88% um nicht mehr als 5% vom Mittelwert der Doppelbestimmungen ab. Über ähnlich gute Erfahrungen berichteten u. a. Rahn, Fenn und Otis (1949) sowie Cugell, Frank u. Mitarb. (1953).

Bei den *geschlossenen* Methoden kann aus der Verdünnung eines Indicatorgases im Spirometer nach Anschluß des Patienten das Residualvolumen errechnet werden. Davy führte bereits um das Jahr 1800 die erste Messung dieser Art durch. Er verwandte dazu Wasserstoff, der auch heute noch üblich ist [Bolt, Valentin und Venrath (1951); Friehoff und Schmidt (1955)]. Wegen der hohen elektrischen Wärmeleitfähigkeit von Wasserstoff kann eine elektrische Meßkammer [Knipping (1926)] Verwendung finden, so daß der zeitliche Ablauf und das Ende der Durchmischung sowie die Gaskonzentrationen vor und nach Anschluß des Patienten bequem abgelesen werden können. Das von Meneely und Kaltreider (1941) eingeführte Helium hat als Indicatorgas dieselben Vorzüge ohne die Nachteile des Wasserstoffes [Gilson und Hugh-Jones (1949); Willmon und Behnke (1954)]. Bei Verwendung von Sauerstoff im geschlossenen System [van Veen, Orie und Hirdes (1952)] muß wie bei den offenen Methoden die alveoläre O_2-Konzentration durch eine Alveolarluftanalyse bestimmt werden. Damit wird der größte Vorteil der geschlossenen Methode hinfällig. Durch Annahme eines mittleren O_2-Gehaltes von 14% in der Alveolarluft treten Fehler auf, die auch für klinische Untersuchungen nicht mehr toleriert werden können.

Die Bestimmung der *Mischungszeit* ("mixing efficiency") läßt sich bei Verwendung dieser Indicatorgase und einer elektrischen Meßkammer in einem Arbeitsgang mit der funktionellen Residualkapazität durchführen, sofern eine exakte Sauerstoffstabilisation zur Verfügung steht. Helium ist wegen seiner großen Wärmeleitfähigkeit besonders günstig, denn die Anfangskonzentration im Spirometer kann niedrig gehalten und die Empfindlichkeit der Meßapparatur so weit reduziert werden, daß kleine Schwankungen des Sauerstoffnachschubes infolge wechselnder Atemmittellage nicht mehr störend wirken. Leider hängt die Zeit bis zur völligen Durchmischung zwischen System- und Thoraxluft nicht nur von der Größe der funktionellen Residualkapazität ab, sondern sie variiert in gewissen Grenzen auch mit der Atemfrequenz und der Tiefe der Atmung (d. h. der effektiven alveolären Ventilation), mit der Diffusionsgeschwindigkeit der verschiedenen Indicatorgase (Wasserstoff und Helium diffundieren wesentlich schneller als Sauerstoff oder Stickstoff), mit dem Volumen des Spirometers und mit der Zirkulationsgeschwindigkeit der Systemluft. Dementsprechend weichen die Angaben der verschiedenen Untersucher voneinander ab. Bolt, Valentin und Venrath (1951) fanden bei gesunden jungen Männern mit Wasserstoff eine Mischungszeit von 50 bis 110 sec, Anthony (1933) dagegen mit Wasserstoff eine solche von 3 min, van Slyke und Binger (1923) sogar von 5—6 min. Allgemein werden bei Lungengesunden für Helium und Wasserstoff Mischungszeiten von 2—3 min angenommen. Bei Emphysem, Asthma, spastischer Bronchitis usw. wird die Mischungszeit im Sinne einer ungleichmäßigen Verteilung auf das 2—3-fache verlängert gefunden [Rauwerda (1946); Blair und Hickam (1955); Scherrer (1955)]. Van Veen, Orie und Hirdes (1952) haben geklärt, warum der Galvanometerausschlag auch nach beendigter Durchmischung nicht konstant bleibt, sondern langsam weiter abfällt. Dieser geringfügige Abfall kommt dadurch zustande, daß in dem durch fraktionierte Destillation von Luft gewonnenen Helium kleine Mengen von Argon und anderen Edelgasen enthalten sind und daß sich diese in dem Spirometer ansammeln. Durch Extrapolation kann dieser Fehler korrigiert werden.

Die Genauigkeit der verschiedenen Methoden wird in Arbeiten von Anthony (1933) Lassen, Cournand und Richards (1937), Fowler (1948), Hirdes (1951) sowie Lamplier

(1953) besprochen. Für die Heliummethode im geschlossenen System geben Meneely und Kaltreider (1949) eine mittlere Abweichung der Doppelbestimmungen von ± 175 ml bei Gesunden und von ± 258 ml bei Emphysematikern (mittlerer prozentualer Fehler $\pm 6,3$ bzw. $\pm 6,1\%$) an. Jacob und Göpfert (1955) erreichten mit einer einfachen Modifikation eine mittlere Abweichung der Parallelbestimmungen von nur $\pm 2,1\%$. Gaensler (1955) fand bei einigen Patienten in mehr als 20 Bestimmungen im Verlauf von 6 Jahren Abweichungen der funktionellen Residualkapazität von nicht mehr als ± 75 ml. Die größte Fehlerquelle in der Messung des Residualvolumens stellt wahrscheinlich die mehr oder minder vollständige Exspiration des Patienten am Schluß der vollständigen Mischung dar. Dieser Fehler läßt sich aber auch nicht dadurch eliminieren, daß, wie Jacob und Göpfert (1955) vorgeschlagen haben, die Untersuchung mit der Messung des exspiratorischen Reservevolumens eingeleitet wird.

Von besonderer Bedeutung sind neuere Untersuchungen von Dubois, Botelho, Marshall und Comroe (1956), die Residualluftbestimmungen mittels einer modifizierten *Plethysmographie* durchführten. Die Methode wurde im Prinzip bereits von Pflüger (1882) angegeben, aber als unzuverlässig bezeichnet [Christie (1932); Rossier und Bühlmann (1956a)]. Bei *gesunden* Versuchspersonen fanden Dubois u. Mitarb. völlige Übereinstimmung mit den Werten der N_2-Methode von Darling, Cournand und Richards (1940). Bei *Patienten* mit Pneumothorax, Lungencysten, Emphysem und intrathorakalen oder pulmonalen Tumoren ergab die plethysmographische Methode jedoch im Mittel um 440 ml höhere Werte. Bei 11 Emphysematikern war das mittlere Residualvolumen sogar 1090 ml größer. In einem Einzelfall mit Lungencysten und Emphysem betrug die Differenz nicht weniger als 3670 ml [Bedell, Marshall, Dubois und Comroe (1956)]. Da die Verdünnungsmethoden nur das Volumen der mit dem Tracheobronchialbaum kommunizierenden Abschnitte erfassen, kann der höhere Wert der plethysmographischen Methode zwangslos mit "air trapping" erklärt werden. Es ist denkbar, daß weitere Untersuchungen mit dieser Methode, die leider eine umfangreiche Apparatur erfordert, eine Überprüfung der bisherigen Anschauungen über die Größe des Residualvolumens und der Totalkapazität bei Emphysematikern notwendig machen werden.

Das gilt auch für das *relative Residualvolumen* (Residualvolumen/Totalkapazität $\times$ 100). Es betrug bei den erwähnten 11 Emphysematikern im Mittel 55% nach der N_2-Methode, dagegen 63% nach der plethysmographischen Methode. Die *Mittelwerte von Gesunden*, bei denen die plethysmographische und die Gasverdünnungsmethoden übereinstimmende Werte ergeben, lauten nach Baldwin, Cournand und Richards (1948): 20% vom 16.—34. Lebensjahr, 23,4% vom 35. bis 49. Lebensjahr, 30,8% vom 50.—69. Lebensjahr, woraus sich der Anteil der Vitalkapazität mit 80%, 76,6% und 69,2% errechnet. Eigene Untersuchungen mit der Heliummethode ergaben an gesunden Männern der gleichen Altersgruppen ähnliche Werte für das relative Residualvolumen: 18,8%, 24,6% und 33,6% (vgl. Tab. 1). Im Mittel aller Gruppen fand sich bei einem mittleren Alter von 41, 45 Jahren ein Wert von 25,6% bzw. 25,35% (halbliegend bzw. stehend). Der absolute Wert betrug in halbliegender und stehender Position 1660 ml; die geringe prozentuale Differenz ist auf die im Stehen um 80 ml größere Vitalkapazität zurückzuführen.

Weitere Angaben von Mittelwerten liegen in großer Zahl vor: Kaltreider, Fray und Hyde (1938) 19,8%, 20,4%, 25,5%, 31,5% (mit steigendem Lebensalter von 18—70 Jahren); Hurtado, Fray, Kaltreider und Brooks (1934) 28% bei Frauen im Alter von 18—34 Jahren; Bohr (1907) 23%; Lundsgaard und Schierbeck (1923, 1923a) 24,7%; Hurtado und Boller (1933) 22%; Meakins und Christie (1929) 33%; Bates und Christie (1950) 26%; Motley, Lang und Gordon (1949, 1950) 20,8%; Kikuti (1938) 23,7% für Männer, 21,1% für Frauen; Whitfield, Waterhouse und Arnott (1950) 27%; Comroe, Forster u. Mitarb. (1955) 20—35%; Morse, Schlutz und Cassels (1952) 19,1% bei 10—17jährigen Jungen; Friehoff und Schmidt (1955) 26%; Aslett, Hart und McMichael (1939) 20—30%; Robinson (1938) 20—30%; Anthony (1933) 24%; Birath (1944) 22,7% bei Männern, 25,5% bei Frauen; Rossier (1956a) 23,3% in sitzender, 27,9% in liegender Position.

Als *pathologisch* angesehen werden Werte über 25% [Birath (1944)]; 30% [Toussaint (1953)]; 35% [Hurtado und Boller (1933); Friehoff und Schmidt (1955); Bloomer (1949, 1953); Motley, Lang und Gordon (1949, 1950)]. Rossier und Bühlmann (1956) sahen in der Regel bei einem Anstieg über 45% eine ungenügende arterielle O_2-Sättigung. Allerdings wurden auch Werte von 40% oder sogar 50% bei augenscheinlich gesunden Individuen [Greifenstein, King, Latch und Comroe (1952)] oder nur geringfügigen kardiopulmonalen Störungen [Comroe (1951)] gefunden.

Bei Versuchen, den Grad eines Emphysems aus den prozentualen Residualluftwerten abzuleiten, darf nicht übersehen werden, daß der Quotient Residualvolumen/Totalkapazität sowohl infolge Vergrößerung des Zählers (des absoluten Residualvolumens) als auch infolge Verkleinerung des Nenners (z. B. Abnahme der Vitalkapazität nach Thorakoplastik oder Pneumothorax) größer werden kann. Daß, gemäß Baldwin, Cournand und Richards (1948), bei restriktiven Ventilationsstörungen die Abnahme der Vitalkapazität und des Residualvolumens weitgehend parallel verlaufe und infolgedessen der Quotient Residualvolumen/Totalkapazität konstant bleibe, trifft nach eigenen Erfahrungen in zahlreichen Fällen nicht zu.

Es hat nicht an Versuchen gefehlt, den Quotienten Residualvolumen/Totalkapazität durch den Quotienten funktionelle Residualkapazität/Totalkapazität zu ersetzen, um den Unsicherheitsfaktor der willkürlichen exspiratorischen Reserve, welcher sowohl in die Vitalkapazität als auch in das Residualvolumen eingeht, zu eliminieren. Außerdem hat die *funktionelle Residualkapazität* die größere physiologische Bedeutung, da sie normalerweise die Druckschwankungen der Atemgase im Verlauf des Atemcyclus abpuffert und eine kontinuierliche Diffusion trotz des Wechsels zwischen In- und Exspiration ermöglicht. In der Literatur finden sich aber nur wenige Angaben über die normale bzw. optimale Größe der funktionellen Residualkapazität. So ist wenig darüber bekannt, ob bei sehr niedrigen Werten theoretisch denkbare Störungen in Form einer ungleichmäßigen Ventilation mit arterieller O_2-Untersättigung auftreten. Kramer und Sarre (1935) haben an Hunden mit langsamer Narkoseatmung durch fortlaufende Oxymetrie [Kramer (1935)] ein dauerndes Schwanken der arteriellen O_2-Sättigung im Rhythmus der Atmung nachgewiesen und gezeigt, daß die Größe des Alveolarvolumens der Hauptfaktor für die Gestaltung der arteriellen Sauerstoffsättigung ist.

Bei einer vergrößerten funktionellen Residualkapazität liegt entweder ein Emphysem oder eine funktionelle Lungenblähung vor. Diese kann dann angenommen werden, wenn nach Abzug eines großen exspiratorischen Reservevolumens ein normales Residualvolumen resultiert. Nach eigenen Erfahrungen (vgl. Abb. 4) kann aus der Größe der funktionellen Residualkapazität nicht auf den Grad pulmonaler Störungen geschlossen werden, da sie von der exspiratorischen Ruhelage und damit von dem sehr variablen Zwerchfellstand abhängt (Körperhaltung, Arbeit, Schwäche der Bauchmuskulatur, Konstitution, Gewicht). Bei guter Zwerchfellbeweglichkeit wird die Vermehrung des Totraumes infolge Zunahme der funktionellen Residualkapazität vermutlich durch eine Vertiefung der Atmung und dadurch verbesserte alveoläre Ventilation ausgeglichen.

c) Inspiratorisches und exspiratorisches Reservevolumen

Das inspiratorische Reservevolumen wird von der maximalen Inspirationslage einerseits und der inspiratorischen Ruhelage andererseits begrenzt. Die Position der letzteren ändert sich praktisch von Atemzug zu Atemzug, je nach Größe der Respirationsluft, so daß zweckmäßig inspiratorisches Reservevolumen und Respirationsvolumen zusammen als *inspiratorische Kapazität* angegeben werden. Die exspiratorische Ruhelage ist dagegen im Verlauf der Untersuchung wesentlich stabiler, eignet sich infolgedessen besser als Bezugslinie. Das exspiratorische

Reservevolumen nimmt zu auf Kosten der inspiratorischen Kapazität bei Zwerchfellhochstand infolge Adipositas [KISCH (1936)], Ascites und intraabdominellen Tumoren [MILLS (1949)], Gravidität [ANTHONY und HANSEN (1933); CUGELL, FRANK, GAENSLER und BADGER (1953); PATTON, ABELMANN u. Mitarb. (1953)] sowie nach Anlage eines Pneumoperitoneums [WRIGHT, PLACE und PRINCI (1949); SIEBENS, PIETRASTEK u. Mitarb. (1954)]. Beim Wechsel aus liegender zu aufrechter Körperhaltung beträgt die Zunahme bei gesunden Männern rund 40% [HAMM und KLEINSORG (1956)]. Infolge der großen physiologischen Variationsbreite können im Einzelfall selbst ausgeprägte obstruktive und restriktive Ventilationsstörungen nicht aus der exspiratorischen Reserve abgelesen werden.

d) Totalkapazität

Die Ansichten über die Totalkapazität, z. B. ihre Größe beim Lungenemphysem, waren früher nicht einheitlich [BOHR (1907); HASSELBALCH (1908)]. Da sie die Summe aus Vitalkapazität und Residualvolumen bzw. funktioneller Residualkapazität und inspiratorischer Kapazität darstellt, unterliegt sie den dafür besprochenen Regeln und Einschränkungen. Die *Sollwerte* werden nach BALDWIN, COURNAND und RICHARDS (1948) ermittelt durch Division der Vitalkapazität durch 0,80 (16—34 Jahre), 0,766 (35—49 Jahre) und 0,692 für die älteste Gruppe.

3. Dynamische Atemgröße

a) Atemgrenzwert

Die Lungenvolumina stellen statische, räumliche Größen dar. Die Ventilation ist dagegen ein dynamischer Vorgang. Methoden, die über die Grenzen der ventilatorischen Leistungsfähigkeiten informieren sollen, müssen deshalb mehr die Zeit berücksichtigen, in der ein bestimmtes Volumen geatmet werden kann, als die Größe des zu ventilierenden Raumes.

Zahlreich sind die Versuche, die *ventilatorische Kapazität* zu ermitteln. Durch körperliche *Arbeit* bis an die Grenze der Leistungsfähigkeit [STURGIS und PEABODY (1922); JANSEN, KNIPPING und STROMBERGER (1932); KNIPPING (1935); BORGARD, MATHIESSEN und ZAEPER (1935); KALTREIDER und McCANN (1937); DRIPPS und COMROE (1947); ARNAUD, TULOU und MÉRIGOT (1947)] oder maximale Stimulierung der Atmung mittels *hoher CO_2-Konzentrationen* [PEABODY (1917); PEABODY und WENTWORTH (1917); SCOTT (1920); HERBST (1928); HERMANNSEN und VAN UYTVANK (1933); COURNAND, RICHARDS und DARLING (1939)] wird nicht die Ventilationskapazität erfaßt. Beide Verfahren sind auch insofern unzweckmäßig, als die körperliche Leistungsfähigkeit von der Herz-Kreislauf-Funktion und die Wirkung eines CO_2-Gemisches von der individuellen Empfindlichkeit des Atemzentrums, die bei Kranken herabgesetzt sein kann, abhängig ist.

Am sichersten wird die Ventilationskapazität bei *willkürlicher maximaler Hyperventilation* gemessen. Der *Atemgrenzwert* (maximales Atemminutenvolumen, maximal breathing capacity, maximal voluntary ventilation capacity, débit respiratoire maximum) nach HERMANNSEN (1933, 1939) wird definiert als das Volumen, das innerhalb einer Minute maximal ventiliert werden kann. Der Untersuchte wird aufgefordert, für die Dauer von 6—12 sec [BÜHLMANN (1956)], 10 sec [ZÖLLNER, ERNST und NOWY (1955)], 15 sec [DONALD (1936); BALDWIN, COURNAND, DARLING (1948); COMROE, FORSTER u. Mitarb. (1955)], 20 sec (GRAY, BARNUM, MATHESON und SPIES (1950)] oder 30 sec [WARRING (1954); WRIGHT (1950)] „möglichst tief und schnell" zu atmen. Die erhaltenen Volumenwerte werden auf das Volumen pro Minute (l/min) umgerechnet.

Es besteht Übereinstimmung darüber, daß der Atemgrenzwert ein brauchbares Maß für die ventilatorische Leistungsfähigkeit darstellt und mit dem Grad der Dyspnoe enger korreliert ist als irgendein anderer Test [MATHESON, GRAY, SPIES und Barnum (1950)]. Daher ist das *Fehlen einer einheitlichen Technik* besonders bedauernswert. Mehr als bei der Messung der Lungenvolumina ohne Zeitbeziehung wirken sich hier Unterschiede der Apparatur aus. Die geschlossenen Spirometer bieten ganz unterschiedliche Atemwiderstände, die dadurch noch größer werden, daß einige Untersucher die CO_2-Absorptionsgefäße und die Ventile der Zu- bzw. Abführungswege entfernen. In den USA wird deshalb die offene Methode bevorzugt, obwohl damit auf die graphische Registrierung und die Beurteilung der Atemlage verzichtet werden muß. Bei Verwendung einer Maske ist das Ventilationsvolumen größer als bei Mundstückatmung; Heine, Benesch und Hertz (1953) fanden eine mittlere Differenz von 15,5 l/min. Im Stehen ist der Atemgrenzwert größer als im Liegen (mittlere Differenz nach Heine u. Mitarb. 12,6 l/min) oder in halbsitzender Stellung [mittlere Differenz 8,5 l/min; Hamm und Kleinsorg (1956a)].

Grundsätzliche Meinungsverschiedenheiten bestehen über die *optimale Atemtiefe und Atemfrequenz*. Hermannsen (1933) hatte angegeben, ,,wichtig ist, daß unter fast völliger Ausnutzung der Vitalkapazität geatmet wird''. Anthony (1937) erhielt die günstigsten Werte, wenn $^4/_5$ der Vitalkapazität ausgenutzt wurden. Knipping (1938) und Böhme (1938) haben aber schon frühzeitig darauf hingewiesen, daß für die Erreichung maximaler Werte eine hohe Atemfrequenz wichtiger ist als eine große Atemtiefe. Überwiegend neigt man heute der Ansicht zu, daß der Untersuchte zu maximaler Atmung angespornt werden muß, jedoch keine Frequenz vorgeschrieben werden soll, da er freiwillig eine Atemfrequenz von 40—70/min und ein Atemvolumen von

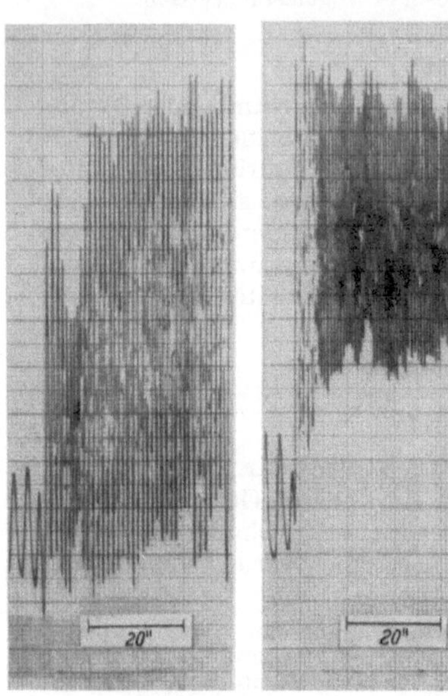

Abb. 2. Abhängigkeit der Atemgröße von der Frequenz (40jähriger gesunder Mann). 1. AGW 170 l/min, 2. AGW 175 l/min. Bei Zunahme der Atemfrequenz von 57/min auf 96/min verschiebt sich die Atmung in die obere Inspirationslage

etwa 50% der Vitalkapazität wählt [Cournand, Richards und Darling (1939); Heine u. Mitarb. (1953); Comroe, Forster u. Mitarb. (1955)]. Rossier und Bühlmann (1956) stellen die Frequenz ebenfalls frei, glauben aber, Frequenzen über 50/min nicht berücksichtigen zu dürfen, da diese nicht beliebig lange gehalten werden könnten. Zöllner, Ernst und Nowy (1955) streben dagegen gerade Atemfrequenzen von mehr als 60/min und Atemtiefen von weniger als 55% der Vitalkapazität an, da die maximale Minutenventilation dann von Atemtiefe und Atemfrequenz unabhängig sei.

Gegenüber diesen bisher besprochenen apparativen Unterschieden und Differenzen in der Untersuchungstechnik sind die übrigen Faktoren von untergeordneter Bedeutung. Definitionsgemäß geht es um die Messung der Ventilationskapazität pro Minute, ohne Rücksicht darauf, ob diese bei Arbeit oder anderen Bedingungen des täglichen Lebens tatsächlich erreicht wird. Aus der Atemmechanik kann abgeleitet werden, daß die extremen inspiratorischen und exspiratorischen Teile der Vitalkapazität nur mit unverhältnismäßig großem Aufwand an Energie und Zeit beatmet werden können, in atemökonomischer Hinsicht also eine *mittlere Atemtiefe* günstiger ist. Andererseits werden bei sehr hohen Frequenzen und entsprechend geringer Atemtiefe die strömungsdynamischen Verhältnisse schlecht. Außerdem wird bei extrem hohen Frequenzen häufig die Atemlage hoch in die Inspirationslage verschoben und damit eine Beurteilung der formalen Aspekte der Atemgrenzwertkurve unmöglich. Es finden sich dann auch bei Gesunden die vom Emphysem bzw. Asthma her bekannten Bilder (s. Abb. 2).

Bei dieser Diskrepanz der Auffassungen müssen die Sollwertangaben erheblich differieren. Daher ist es unbedingt erforderlich, daß jedes Laboratorium unter Berücksichtigung der eigenen Apparatur und Untersuchungstechnik *eigene Standardwerte* aufstellt, am besten in Anlehnung an die Sollwerte von ANTHONY (1937); BALDWIN, COURNAND und RICHARDS (1948) oder WRIGHT (1950).

> ANTHONY: Soll-Vitalkapazität × 18—22 (bis 45 Jahre) bzw. × 12—17 (über 45 Jahre).
> WRIGHT: 228 — (1,82 × Alter in Jahren) ± 17,6% (nur Männer).
> BALDWIN, COURNAND und RICHARDS (1948)
>   a) Männer: 86,5 — (0,522 × Alter in Jahren) × m^2 Körperoberfläche.
>   b) Frauen: 71,3 — (0,474 × Alter in Jahren) × m^2 Körperoberfläche.

Unsere an 60 gesunden Männern in stehender Position ermittelten Werte lagen 9,5% unter den Sollwerten von BALDWIN, COURNAND und RICHARDS.

b) Tiffeneau-Test

Eine weitere dynamische Größe, auf die bereits GAUBATZ (1938) sowie BOCK, HAHN und WIDMANN (1940) hingewiesen hatten, ist in den letzten Jahren im Anschluß an Arbeiten von TIFFENEAU und PINELLI (1948) mit dem Atemgrenzwert in Konkurrenz getreten. Diese Autoren nennen das Luftvolumen, welches in der 1. sec nach einer vorhergehenden tiefen Inspiration maximal ausgeatmet werden kann, »capacité pulmonaire utilisable a l'effort«. GAENSLER (1951) spricht von "timed vital capacity". Die entsprechende deutsche Bezeichnung ist „nutzbarer Anteil der Vitalkapazität". Einfachheitshalber wird nachfolgend von Tiffeneau-Test gesprochen. In dem sog. Vitalspirogramm von KENNEDY und STOCK (1952) werden sowohl maximale Exspiration als auch Inspiration bei schnellaufendem Kymographion registriert. Letztere ist normalerweise in 1 sec beendet, die Inspirationskurve verläuft auf der ganzen Länge praktisch linear. Die vollständige Exspiration dauert dagegen 3—4 sec (nach GAENSLER werden von der 1.—3. sec 83%, 94%, 97% der Vitalkapazität ausgeatmet), ein linearer Abfall der Exspirationskurve kann höchstens in den ersten $^2/_3$ erwartet werden.

Die Messung des exspiratorischen Atemstoßes ist schnell, genau und ohne wesentliche Belästigung für den Patienten durchzuführen, unterliegt aber teilweise den gleichen Einschränkungen wie der Atemgrenzwert. Die absoluten Werte ändern sich in Abhängigkeit von Alter, Geschlecht, Größe, Gewicht, Körperhaltung und Körperkraft und pulmonalen Faktoren, während die relativen Werte (in Prozent der Vitalkapazität) in jüngeren und mittleren Lebensjahren von konstitutionellen Faktoren weitgehend unabhängig sind, lediglich nach dem 50. Lebensjahr auch bei Gesunden deutlich abfallen. Wie alle durch direkte Messung ermittelten Atemgrößen ist der Tiffeneau-Test von der Apparatur und von der aktiven Mitarbeit des Untersuchten abhängig. Es ist auch hier zweckmäßig, eigene Sollwerte aufzustellen. Die prozentualen *Mittelwerte* an 60 gesunden Männern betrugen 70,1% bei halbliegender und 71,5% bei stehender Körperhaltung, in der jüngsten Gruppe maximal 75,8%, in der ältesten jenseits des 50. Lebensjahres maximal 65,2% [HAMM und KLEINSORG (1956a)]. Gegenüber den Angaben in der Literatur sind diese Zahlen relativ niedrig: DRUTEL und DECHOUX (1952) 82%; CUGELL, FRANK u. Mitarb. (1953) 84%; BOLT, KNIPPING u. Mitarb. (1953)

80%; DENOLIN und DE COSTER (1952) 70—90%; HIRDES (1952) 75—85%; KAPFERER (1954) 77,5%; BÜCHERL (1955) 77,3% für Männer, 82,3% für Frauen.

HIRDES und VAN VEEN (1952) haben unter der Annahme einer bei körperlicher Arbeit optimalen Atemfrequenz von 30—35/min (im Mittel 32/min) und dazu optimalen Atemtiefe aus dem oberen linear abfallenden Teil des Exspirationsstoßes (70—85%) den normalen Atemgrenzwert errechnet. Er soll zwischen 75/100 × VK × 32 (= 22,4 × VK) und 85/100 × VK × 32 (= 27,2 × VK) liegen. Ob auf diese Weise die *direkte Messung* des Atemgrenzwertes umgangen werden kann und dieser indirekte aus der Exspirationskurve *errechnete Atemgrenzwert* gleichwertig bzw. überlegen ist, erscheint schon aus theoretischen Überlegungen heraus fraglich, denn bei einem Teil der Ventilationsstörungen ist nicht nur die exspiratorische, sondern auch die inspiratorische Atemphase behindert. Die Alternativfrage *Atemgrenzwert oder Tiffeneau-Test* ist deshalb nicht angebracht. Es wird später gezeigt werden, daß die beiden Methoden sich in differentialdiagnostischer Hinsicht gut ergänzen.

c) Air velocity index (GAENSLER)

Die Korrelation zwischen den absoluten Zahlen der Vitalkapazität und des Atemgrenzwertes ist schlecht [COMROE (1951); GAENSLER, RAYL und DONNELLY (1951); COURNAND, RICHARDS und DARLING (1939)], da es sich um eine einfache Volumengröße einerseits, eine Volumen-Zeitgröße andererseits handelt, die durch das Alter und pulmonale Faktoren in verschiedenem Maße beeinflußt werden. Dagegen erlaubt das Verhältnis von *relativem Atemgrenzwert und relativer Vitalkapazität* (Angabe jeweils in Prozent des Sollwertes) nach GAENSLER (1950) eine Differenzierung zwischen obstruktiven und restriktiven Ventilationsstörungen. Normal beträgt dieser "air velocity index" 100%/100% = 1,0; bei restriktiven Störungen soll er über 1, bei obstruktiven dagegen unter 1 liegen. LECHTENBÖRGER, VALENTIN und VENRATH (1951) haben demgegenüber an gesunden Männern im Mittel einen „*Ventilationsleistungskoeffizienten*" von 1,3 gefunden, wenn sie die Sollwerte von ANTHONY, einen solchen von 0,8, wenn sie die Sollwertangaben von BALDWIN, COURNAND und RICHARDS zugrunde legten. Ihre Zahlen für Lobektomierte bzw. Pneumektomierte betrugen 0,98 (Sollwerte nach ANTHONY) bzw. 0,83 (Sollwerte nach BALDWIN, COURNAND und RICHARDS). GAENSLER fand dagegen bei Lobektomierten einen Mittelwert von 1,37, bei Pneumektomierten sogar von 1,46. Man könnte aus dieser erheblichen Diskrepanz zwischen den Zahlen von GAENSLER und LECHTENBÖRGER folgern, daß der Koeffizient unbrauchbar ist. Eine generelle Ablehnung ist aber sicher nicht gerechtfertigt. Die Differenzen unterstreichen erneut, daß Vergleiche nur dann statthaft sind, wenn Untersuchungstechnik und Sollwerte genormt werden. Bis dahin ist die isolierte Berechnung derartiger Indices wenig sinnvoll, zumal die absoluten Zahlen dadurch nicht überflüssig werden; im Falle einer gleichmäßigen Reduktion von Vitalkapazität und Atemgrenzwert, wie sie bei ausgedehnten restriktiven Ventilationsstörungen beobachtet werden kann, bleibt nämlich der Air velocity index normal.

d) Atemreserve

Als Atemreserve wird der Teil des Atemgrenzwertes bezeichnet, der nach Abzug des Atemminutenvolumens verbleibt (KNIPPING (1933)]. Eine Einschränkung der Atemreserve kommt in erster Linie durch eine *Verminderung der maximalen Atemkapazität*, erst in zweiter Linie durch eine *Zunahme der Ruheventilation*, infolge metabolischer oder kompensatorischer Tachy- und Hyperpnoe [MATHESON und GRAY (1950)], zustande. Bei normalem Atemgrenzwert verursacht eine

Steigerung der Ruheatmung um 100% nur eine Verringerung der Atemreserve von etwa 5%. COURNAND und RICHARDS (1941) geben die Atemreserve in Prozent des Atemgrenzwertes an:

$$\frac{\text{Atemgrenzwert} - \text{Atemminutenvolumen}}{\text{Atemgrenzwert}} \times 100$$

Die Normalwerte betragen bis zur 5. Dekade 91—95%, bei älteren Männern 88 bis 90% des Atemgrenzwertes.

Die Bezeichnung „Atemreserve" ist insofern irreführend, als ein Teil davon auch bei schwerer körperlicher Arbeit nicht benutzt wird. Selbst bei Gesunden tritt stärkere Atemnot auf, sobald infolge starker körperlicher Anstrengungen das Atemminutenvolumen auf 50—60% des Atemgrenzwertes ansteigt. Nach ROSSIER und BÜHLMANN (1956) sind die *Ventilationsreserven immer größer als die „maximale Diffusionskapazität"*, welche offenbar den limitierenden Faktor bei körperlicher Arbeit darstellt. Von BALDWIN, COURNAND und RICHARDS sind die Beziehungen zwischen ventilatorischer Kapazität und Dyspnoe an größeren Krankengruppen mit Lungenfibrosen (1949) und Lungenemphysem (1949a) untersucht worden. Mit weiteren Quotienten wie dem "dyspnoea index" von WRIGHT (1944) oder dem "dyspnoeic index" von HUGH-JONES und LAMBERT (1952) werden die Atemreserven nicht besser definiert.

e) Ruheventilation

Zu den dynamischen Atemgrößen zählen auch die Werte der Ruheatmung. Die *Atemfrequenz* ist als isolierte Größe für die Beurteilung der Lungenfunktion von geringer Bedeutung.

Das *Atemminutenvolumen* ist das Produkt aus Atemfrequenz und Respirationsvolumen. Besonders zu beachten ist die Größe des *Respirationsvolumens*, denn davon hängt vor allem der *Wirkungsgrad der Atmung* ab. Unter der theoretischen Annahme eines Totraumes von 150 ml würden z. B. bei einem Atemminutenvolumen von 10 l nicht weniger als 6 l auf die Totraumventilation entfallen, wenn die Atemfrequenz 40/min und die Respirationsluft 250 ml betragen würden. Bei einer Atemfrequenz von 20 bzw. 10/min und einer Respirationsluft von 500 bzw. 1000 ml, also wiederum einem Atemminutenvolumen von jeweils 10 l/min, würde die Totraumventilation auf 5 l bzw. 1,5 l/min abfallen und die alveoläre Ventilation von 4 l/min über 7 l/min auf 8,5 l/min ansteigen. Der Wirkungsgrad würde sich bei entsprechendem Sauerstoffbedarf also mehr als verdoppeln. Eine eingehende Besprechung der *alveolären Ventilation* und der mit den Namen anatomischer und funktioneller Totraum umrissenen begrifflichen und methodischen Probleme findet sich in den Arbeiten von ROSSIER u. Mitarb. sowie RILEY und COURNAND (1949, 1951), denen auch die Einführung klinisch brauchbarer nichtspirometrischer Methoden zu verdanken ist.

Das *Ventilationsäquivalent* für Sauerstoff (*Atemäquivalent, spezifische Ventilation*, oxygen removal rate) soll ebenfalls den Wirkungsgrad der Atmung definieren. Es gibt an, wieviel Liter Luft für die Aufnahme von 100 ml Sauerstoff ventiliert werden müssen. Die *Normalwerte* betragen 2,3—3,6 nach der Formel von KNIPPING (1932):

$$\frac{\text{Minutenvolumen in ml/min}}{O_2\text{-Verbrauch in ml/min} \times 10}$$

Ein direkter Vergleich der Werte in der Literatur ist nicht möglich, da die Ansichten über die zweckmäßigste Art der Berechnung sehr unterschiedlich sind. KNIPPING, LEWIS und MONCRIEFF (1932) haben vorgeschlagen, die Soll-Sauerstoffaufnahme einzusetzen. Meist geht man jedoch vom effektiven Sauerstoffverbrauch aus. Eine Korrektur der gemessenen Werte wird teilweise unterlassen. Der Normbereich verschiebt sich nur gering, wenn beide Werte von der gemessenen Temperatur auf 37° C umgerechnet werden, was u. a. von HERTZ (1956) befürwortet wurde, da man beim Atemäquivalent tatsächlich in der Kategorie Volumen denke. BÜHLMANN (1956) hält aber daran fest, daß im Hinblick auf den Energieumsatz nur die Zahl der O_2-Moleküle interessiere und daher eine Umrechnung des aufgenommenen Sauerstoffvolumens auf Standardbedingungen notwendig sei, während das Atemminutenvolumen auf „Lungenverhältnisse" korrigiert werden müsse. Die Normalwerte der so umgerechneten spezifischen Ventilation

$$\frac{\text{Minutenvolumen BTPS ml}}{O_2\text{-Verbrauch ml/min STPD}} \text{ betragen } 28 \pm 5 \,.$$

Aus Vergleichsgründen wäre eine Einigung über die Berechnungsart zu begrüßen, obwohl auch dann das Ventilationsäquivalent nur begrenzt brauchbar ist, da es von den großen, meist emotionell bedingten Schwankungen des Atemminutenvolumens abhängt. KNIPPING, LEWIS und MONCRIEFF (1932) haben deshalb Mehrfachuntersuchungen bis zur Konstanz der Werte empfohlen. Noch wichtiger ist aber der Einwand, daß nicht die Gesamtventilation, sondern die alveoläre Ventilation die kritische Atemgröße darstellt. Nach eigenen Erfahrungen muß ein erhöhtes Ventilationsäquivalent fast immer auf eine *willkürliche Hyperventilation*, nur sehr selten auf eine Lungeninsuffizienz infolge unzureichender alveolärer Ventilation bei Verteilungs-, Diffusions- und Zirkulationsstörungen bezogen werden. Gegenüber dieser *kompensatorischen Hyperpnoe* tritt die *metabolische Hyperpnoe*, die durch einen gesteigerten O_2-Bedarf der Gewebe verursacht wird und infolgedessen mit einem normalen Ventilationsäquivalent einhergeht [MATHESON und GRAY (1950)], zahlenmäßig ganz zurück. Der von LARMI (1954) angegebene Dyspnoeindex (Atemminutenvolumen/Vitalkapazität) erscheint aus den angegebenen Gründen wenig sinnvoll.

Die *Sauerstoffaufnahme* ist eine Funktion des Stoffwechsels und wird durch eine mit dem Leben vereinbare kardiopulmonale Erkrankung nicht herabgesetzt. Hinsichtlich der Kontroverse um das *spirographische Sauerstoffdefizit* [UHLENBRUCK (1929, 1930)] unter den verschiedenen Bedingungen der "vita minima und maxima" [KNIPPING (1933)] wird auf die Arbeiten von VALENTIN und VENRATH (1952), MARX, ZACK und MÜLLER (1954), NAGER (1947) sowie JÉQUIER-DOGE (1950) verwiesen.

Der *Atemzeitquotient*, das zeitliche Verhältnis von Inspiration/Exspiration, beträgt normalerweise 1 : 1,1—1,5. Als wichtiges diagnostisches Kriterium wird eine relative Verlängerung der vorwiegend oder ausschließlich erschwerten Atemphase angesehen [BÖNING und BOLT (1951)]. Mit zunehmender Atemfrequenz verwischen sich diese Merkmale aber nicht selten, so daß auch bei ausgeprägten obstruktiven und restriktiven Ventilationsstörungen normale Atemzeitquotienten beobachtet werden.

Die *Apnoezeit* entspricht der Dauer der willkürlichen maximalen Atempause nach einer tiefen Inspiration oder Exspiration und stellt in erster Linie eine Probe für die Mitarbeit und die Willenskraft des Untersuchten dar.

Zusammenfassend ist zur spirometrischen Registrierung der Ruheventilation zu sagen, daß sie technisch einfach und rasch durchführbar ist, aber nur selten diagnostisch wertvolle Hinweise ergibt. Gewöhnlich wird durch die bewußte Konzentration auf die Atmung bei nicht besonders trainierten Personen der normale Ablauf erheblich beeinträchtigt. Die Hyperventilation kann sich bei nervösen Personen bis zum Gefühl der Atemnot steigern. Weiter wirkt sich die unvermeidliche Trägheit der Apparatur und Erhöhung der Atemwiderstände nachteilig aus, außerdem die unphysiologische Masken- oder Mundstückatmung. Wahrscheinlich ist für die Untersuchung der Ruheatmung die praktisch trägheitslose und widerstandsarme pneumotachographische Registrierung günstiger, zumal neben der Atemstromgeschwindigkeit auch durch mechanische oder elektrische Integration der Fläche unter der Atemkurve das Atemvolumen analog dem Spirogramm ermittelt werden kann. Vielleicht kann bei Berücksichtigung des Gewöhnungsfaktors durch wiederholte Kontrollen und eine Vorperiode von mindestens 20 min [SOLEY und SHOCK (1940)] eine annähernd normale, den aktuellen Werten entsprechende Atmungskurve gewonnen werden.

D. Spirographische Untersuchungsbefunde

1. Allgemeine Hinweise

Sieht man kritisch eine größere Anzahl von spirographischen Kurven durch und vergleicht sie mit den klinischen Befunden, so zeichnen sich nach Eliminierung der technisch nicht einwandfreien Spirogramme und der klinisch nicht einwandfrei gesicherten Diagnosen zwei Typen von Ventilationsstörungen ab, obstruktive und restriktive. In manchen Fällen gestattet der "air velocity index" (GAENSLER) rein numerisch diese Differenzierung, häufiger jedoch ermöglichen die formalen Aspekte der Kurve eine zumindest qualitative Beurteilung.

Von annähernd 650 ein oder mehrere Male Untersuchten der beiden letzten Jahrgänge standen uns bei Vermeidung einer einseitigen Auslese in rund 60% die vollständigen Ergebnisse der klinischen Untersuchung und der spirographischen, teilweise auch zusätzlichen blutgasanalytischen Funktionsprüfung zur Verfügung. Das umfangreiche Material wurde nach ätiologischen Gesichtspunkten in 9 gut abgrenzbare Gruppen unterteilt: Gesunde, Lungenemphysem, Asthma bronchiale, Silikose I—III, Lungenfibrosen, Pleuraschwarten, Thorax- und Lungenoperierte, Lungentumoren und Sonderfälle. Eine Besprechung der Befunde in den beiden letzten Gruppen soll hier unterbleiben. Bei der Aufgliederung der 155 Emphysemfälle in leichte, mittelschwere und schwere Formen erwies es sich bisweilen als erforderlich, die Beschwerden des Patienten, in einigen Fällen auch die spirographischen Befunde, zu berücksichtigen, letzteres dann, wenn die Lungenfunktionsprüfung im Gegensatz zu dem klinischen Eindruck normal ausfiel oder aber eine hochgradige Ventilationsstörung ergab.

Für die spirographischen Untersuchungen diente ein Doppelspirometer mit niedrigem Atemwiderstand und automatischer Sauerstoffstabilisation. Die Messung der funktionellen Residualkapazität mittels Helium [nach MENEELY und KALTREIDER (1941)] und elektrischer Meßkammer nach dem Prinzip der Wärmeleitfähigkeit von Gasen wird durch eine konstante Zusammensetzung der Systemluft wesentlich erleichtert. Einzelheiten der Untersuchungsmethodik sind von HAMM und KLEINSORG (1956, 1956a) eingehend beschrieben worden. Danach fand sich bei Doppelbestimmungen an 60 gesunden Männern keine Differenz der Mittelwerte des Residualvolumens, obwohl gelegentlich Einzelabweichungen von ± 5% beobachtet werden und bei Emphysematikern die Unterschiede bisweilen noch größer sein können, meist infolge eines mehr oder weniger ausgeprägten "air trapping". Je nach Schnelligkeit und Stärke der Exspiration nach beendeter Heliummischung sind nämlich die exspiratorischen Reservevolumina unterschiedlich groß, es kommen dadurch trotz korrekter Messung der funktionellen Residualkapazität Differenzen der Residualvolumina zustande. Dieser Fehler kann nach eigenen Erfahrungen verringert werden, wenn die Messung der Vitalkapazität mit einer maximalen Exspiration von der normalen Atemruhelage aus eingeleitet wird,

nicht, wie meist üblich, mit einer maximalen Inspiration, welche das für Emphysem
und Asthma charakteristische "air trapping" verschlimmert. Bei diesem Vorgehen ist es auch nicht erforderlich, exspiratorisches Reservevolumen und inspiratorische Kapazität getrennt zu bestimmen und daraus die größte Vitalkapazität zu errechnen (combined vital capacity), ein Verfahren, das durch die bei
mehreren Bestimmungen wechselnde Respirationslage oft schwierig ist und nicht
selten recht willkürlich gehandhabt werden muß.

2. Normwerte

Die Auffassungen über den Wert der Spirographie müssen angesichts der unterschiedlichen Apparatur und Untersuchungstechnik zwangsläufig differieren, wenn
sich die Beurteilung nicht auf Standardwerte stützen kann, die entsprechend den
eigenen Erfahrungen modifiziert sind.

Die Tab. 1 gibt eine solche Übersicht über die spirographischen Mittelwerte
bei 60 gesunden Männern im Alter von 16—74 Jahren. Gegenüber den Sollwertangaben von Baldwin, Cournand und Richards (1948) liegen die „Normwerte"
der *Vitalkapazität* in den drei Altersgruppen im Mittel 21% höher, während das
prozentuale *Residualvolumen* eine gute Übereinstimmung zeigt. Der Mittelwert
von 25,6% entspricht den allgemeinen Literaturangaben. Die *Totalkapazität* zeigt
eine etwa der Vergrößerung der Vitalkapazität entsprechende Zunahme. Die
Werte der forcierten Atmung liegen im Gegensatz zu den Volumina etwas unter
den Sollangaben. Der *Atemstoß* nach Tiffeneau erreicht auch in der jüngsten
Gruppe nicht ganz den unteren Grenzwert von 75% der Vitalkapazität und liegt
in der ältesten mit 63,7% deutlich darunter. Der normale Mittelwert beträgt 70%
der Vitalkapazität. Bei Untersuchung in stehender Position fand sich eine nur
unbedeutende relative Zunahme auf 71,5%, da sich die Vitalkapazität gleich-
sinnig, wenn auch weniger stark, änderte [Hamm und Kleinsorg (1956a)]. Bei

Tabelle 1. *Statische und dynamische Atemgrößen bei 60 gesunden Männern
im Alter von 16—74 Jahren*
Untersuchung in halbliegender Position. Bildung der Altersgruppen und Berechnung der
Sollwerte für Vitalkapazität, Residualvolumen, Totalkapazität und Atemgrenzwert entsprechend Baldwin, Cournand und Richards (1948)

		Gruppe I a	Gruppe I b	Gruppe I c	Gruppe I a—c
		16—34 J.	35—49 J.	50—74 J.	16—74 J.
		$n = 20$	$n = 20$	$n = 20$	$n = 60$
Alter	Jahre	24,8	40,8	58,9	41,5
Größe	cm	177	175	171	174
Gewicht	kg	65,3	74,5	72,3	70,7
Oberfläche	m²	1,86	1,91	1,83	1,86
Vitalkapazität	ml	5390	4830	4205	4810
	%	122,5	119,5	116,8	121,0
Inspirator. Kapazität	ml	3890	3730	3250	3630
Exspirator. Reserve	ml	1500	1100	955	1180
Funkt. Residualkapazität	ml	2750	2680	3080	2840
Residualvolumen	ml	1250	1580	2125	1660
	%	18,8	24,7	33,6	25,6
Totalkapazität	ml	6640	6410	6330	6470
	%	120,6	121,2	121,5	124,5
Tiffeneau-Test	ml	3990	3430	2680	3370
	%	74,0	71,0	63,7	70,1
Atemgrenzwert	l/min	117,4	103,2	81,1	100,6
	%	85,8	83,0	79,0	83,5

dem auffallend niedrigen mittleren *Atemgrenzwert* von 83,5% ist die halbliegende Position zu berücksichtigen. Im Stehen ergab sich eine Zunahme auf 90,5%. Die verbleibende Differenz von knapp 10% gegenüber den Sollwerten von BALDWIN, COURNAND und RICHARDS (1948) muß auf methodische Unterschiede bezogen werden. Die Werte der Ruheatmung werden hier nicht berücksichtigt, da sich bei Gesunden und Kranken keine kennzeichnenden Unterschiede ergeben haben.

Mit welcher *Streuung* der wichtigsten Atemgrößen auch bei Gesunden gerechnet werden muß, demonstriert die Abb. 3, in der die Werte von 13 Untersuchungen in etwa monatlichen Intervallen eingetragen sind. Das Maximum bzw. Minimum der Vitalkapazität betrug 137%/121%, des exspiratorischen Atemstoßes 74,5%/65,7%, des Atemgrenzwertes 131,6%/111,3%. Bei der dritten Untersuchung im

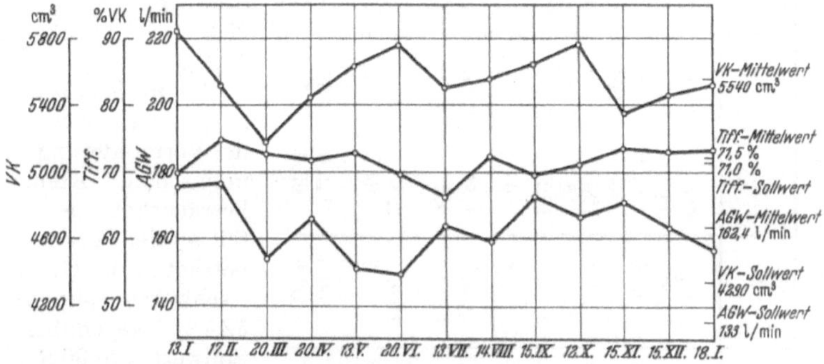

Abb. 3. Einzelwerte der Vitalkapazität (oben), des Tiffeneau-Testes (% der VK) und des Atemgrenzwertes (unten) bei einem 35jährigen gesunden Mann. 13 Untersuchungen vom Januar 1956 bis Januar 1957. Am rechten Rand Mittel- und Sollwerte

März bestand eine leichte Erkältung, in der übrigen Zeit war die gutwillige Versuchsperson nach eigenen Angaben gesund und voll leistungsfähig. Ein Trainingseinfluß kommt als Erklärung für die unterschiedlichen Werte nicht in Betracht, da die Vitalkapazität und der Atemgrenzwert bei der ersten Untersuchung am größten waren. Die Werte sind alle korrigiert, und somit entfällt auch die Möglichkeit vorgetäuschter jahreszeitlicher Schwankungen durch Druck- und Temperaturänderungen [APPERLY (1938)]. Bei wiederholten spirometrischen Untersuchungen in größeren Abständen wird man in der Beurteilung einer nicht näher zu definierenden *unterschiedlichen körperlichen oder psychischen Disposition* Rechnung tragen müssen.

3. Obstruktive und restriktive Ventilationsstörungen

a) Übersicht

Entsprechend dem Vorgehen bei Gesunden sind in der Tab. 2 sämtliche Mittelwerte der Lungenvolumina und der forcierten Atmung in den Krankheitsgruppen II—VII zusammengestellt. Die *Vitalkapazität* liegt in der Untergruppe der leichten *Emphyseme* (IIa) mit 111,8% noch beträchtlich über dem Sollwert von BALDWIN, COURNAND und RICHARDS (1948), dagegen bereits etwas unter dem eigenen in der entsprechenden Altersgruppe Ic (Tab. 1) gefundenen Normwert von 116,8%. Bei den Patienten mit mittelschwerem Emphysem (IIb) kann die mittlere Vitalkapazität von 91,5% bei alleiniger Berücksichtigung der Sollwerte noch als normal angesehen werden. Nach der Definition von ROSSIER und BÜHLMANN (1956a), daß nur Werte, die mehr als 30% unter den Sollwerten liegen, als pathologisch angesehen werden können, dürfte sogar in der Untergruppe der schweren

Tabelle 2. *Mittelwerte der Lungenvolumina und Leistungswerte in den Gruppen II—VII.* Der relative Sollwert für das Residualvolumen beträgt in den Gruppen IIa—b und IV nach Baldwin, Cournand und Richards (1948) 30,8%, in den Gruppen III, V, VI und VII m 23,4%, in der Gruppe VII w 20% der Totalkapazität. Relativer Tiffeneau-Sollwert in allen Gruppen mehr als 75% der Vitalkapazität (nach den eigenen Normwerten 70% der VK). m = männliche, w = weibliche Kranke

		II Emphysem			III	Asthma	IV Silikose	V Fibrose		VI Pleuraschwarte		VII Operationen	
		a	b	c	m	w	m	m	w	m	w	m	w
Vitalkapazität	ml	4070	3350	2740	3690	2760	3150	3560	2160	3220	2350	2300	2110
	Soll ml	3640	3660	3665	3940	2880	3580	3870	2820	3990	3030	4030	3030
	%	111,8	91,5	74,8	93,5	95,8	88,0	92,0	76,6	80,7	77,6	57,1	69,6
Inspir. Kapazität	ml	3160	2530	2000	2630	1990	2300	2560	2160	2720	1840	1500	1760
Exspir. Reserve	ml	910	820	740	1060	770	850	1000	400	500	510	800	350
Funkt. Res. Kapazität	ml	2900	3250	3790	3370	2600	2590	2120	1730	2280	1730	2250	1130
Residualvolumen	ml	1990	2430	3050	2310	1830	1740	1220	1330	1780	1220	1450	780
$\dfrac{\text{Residualvolumen}}{\text{Totalkapazität}} \times 100$		32,8	42,0	52,5	38,5	39,9	35,6	25,5	38,1	35,6	34,2	38,7	27,0
Totalkapazität	ml	6060	5780	5790	6000	4590	4890	4780	3490	5000	3570	3750	2890
	Soll ml	5260	5290	5300	5140	3760	5170	5050	3680	5210	3960	5260	3790
	%	115,2	109,3	109,2	116,9	122,1	94,6	94,7	94,8	96,0	90,2	71,3	76,3
Tiffeneau-Test	ml/1.sec	2390	1560	800	1730	1220	1930	2280	1450	2170	1890	1940	1540
	% d. VK	58,7	46,6	29,2	46,9	44,2	61,3	64,0	67,1	67,4	80,4	84,3	73,0
	l/min	74,2	44,2	27,4	52,3	32,8	52,9	72,0	47,1	66,1	55,6	58,9	49,1
Atemgrenzwert	Soll; l/min	104,3	102,7	98,9	114,4	85,2	100,6	115,0	84,2	121,1	92,9	119,6	93,5
	%	71,1	40,0	27,7	45,7	38,5	52,6	62,6	55,9	54,6	59,8	49,3	52,5

Emphyseme (IIc) bei 74,8% noch von einer normalen Vitalkapazität gesprochen werden. In Anbetracht der eigenen Sollwerte muß der Wert aber als pathologisch angesehen werden. Immerhin ist die *Reduktion der Vitalkapazität unverhältnismäßig geringer als die der Volumen-/Zeitgrößen* (Tiffeneau-Test 58,7%, 46,6%, 29,2%; Atemgrenzwert 71,1%, 40,0%, 27,7%).

Das *Residualvolumen* steigt etwa entsprechend der Verminderung der dynamischen Atemgrößen beträchtlich an. Sein Anteil an der Totalkapazität beträgt in der Gruppe der schweren Emphyseme 52,7% gegenüber dem Sollwert von 30,8%, liegt also in dem nach allgemeiner Auffassung für schwere Emphyseme üblichen Bereich. Aus den absoluten und prozentualen Werten der Totalkapazität ist zu ersehen, daß die *Zunahme des Residualvolumens weitgehend auf Kosten der Vitalkapazität* erfolgt. Bedenkt man, daß für die Errechnung der Solltotalkapazität die relativ niedrigen VK-Sollwerte zu Hilfe genommen werden, so sind die angegebenen prozentualen Mittelwerte der Totalkapazität bei den Emphysemen als normal zu bezeichnen. Die Identität der Werte bei mittelschweren und schweren Emphysemen zeigt an, daß die Totalkapazität mit zunehmendem Emphysem entgegen dem äußeren Aspekt des Thorax nicht zunimmt.

In der *Asthma-Gruppe* (III) entsprechen die prozentualen Werte für die Vitalkapazität, das Residualvolumen, die Totalkapazität und die forcierte Atmung in ihrer Größenordnung etwa denen der mittleren Emphysemgruppe, auch im Hinblick auf die gleichsinnige Änderung der Lungenvolumina und dynamischen Atemgrößen.

In den *folgenden Gruppen* ändert sich das Bild zunehmend: Die Abnahme der Vitalkapazität wird nicht durch eine absolute Zunahme des Residualvolumens kompensiert. Die Totalkapazität fällt in den Gruppen der Silikosen, Fibrosen und Pleuraschwarten auf 90—95%, in der Operationsgruppe sogar auf einen Mittelwert von weniger als 74% ab. Diese Tatsache ist besonders in der Silikose-Gruppe bemerkenswert, da unter den 28 Patienten 5 eine röntgenologisch nur geringfügige Silikose bei erheblichem Emphysem aufwiesen. Trotzdem liegt der absolute Mittelwert des Residualvolumens mit 1740 ml noch unter dem der leichten Emphysemgruppe von 1990 ml. Auffallend sind ferner gegenüber der Emphysem- und Asthmagruppe die relativ hohen mittleren Atemgrenzwerte (mehr als 50% der Sollwerte) und die absoluten, besonders jedoch die relativen Tiffeneau-Werte (sämtlich mehr als 60% der Vitalkapazität).

b) Obstruktive Ventilationsstörungen

Aus den Mittelwerten des Residualvolumens in den 3 Emphysemgruppen könnte gefolgert werden, daß damit der Schweregrad eines Lungenemphysems exakt zu erfassen ist. Im Einzelfall ist das jedoch keinesfalls möglich, wie die

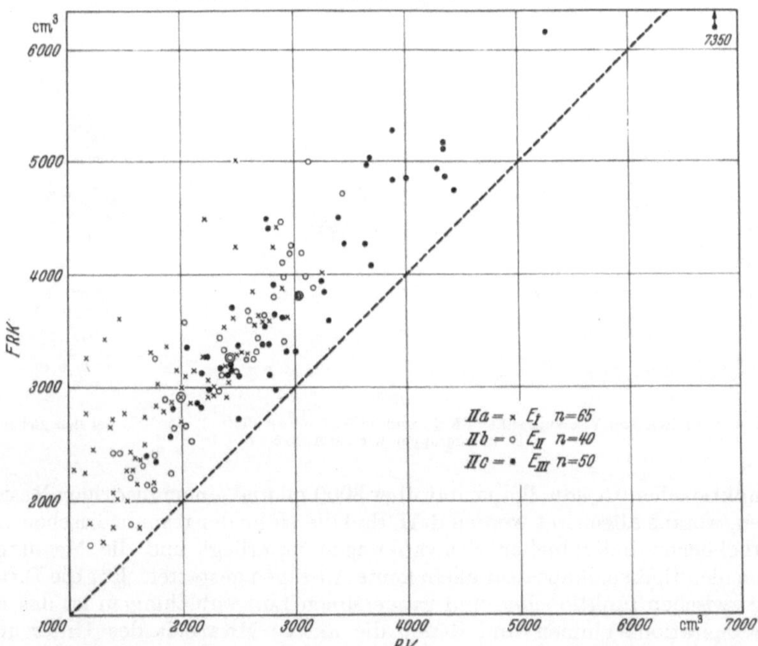

Abb. 4. Beziehung zwischen Residualvolumen (RV) und funktioneller Residualkapazität (FRK) in den drei Emphysemgruppen. Einzelwerte von 155 Fällen. Mittelwerte jeweils besonders gekennzeichnet (Kreis)

Abb. 4 zeigt. Man erkennt die erhebliche *Streuung der Einzelwerte des Residualvolumens*, mehr noch der funktionellen Residualkapazität bei leichten (E_I), mittelschweren (E_{II}) und schweren Emphysemen (E_{III}) um die eingezeichneten Mittelwerte. Auch das *exspiratorische Reservevolumen*, dessen Größe in dem Diagramm dem vertikalen Abstand der Werte von der Diagonalen entspricht, nimmt entgegen den meist vertretenen Ansichten mit zunehmendem Emphysemgrad nur wenig ab (Mittelwerte E_{I-III}: 940 ml, 820 ml, 740 ml). Sowohl bei leichten als auch bei schweren Emphysemen können kleine und große exspiratorische Reservevolumina vorkommen. Beachtlich ist die große Anzahl leichter Emphyseme mit

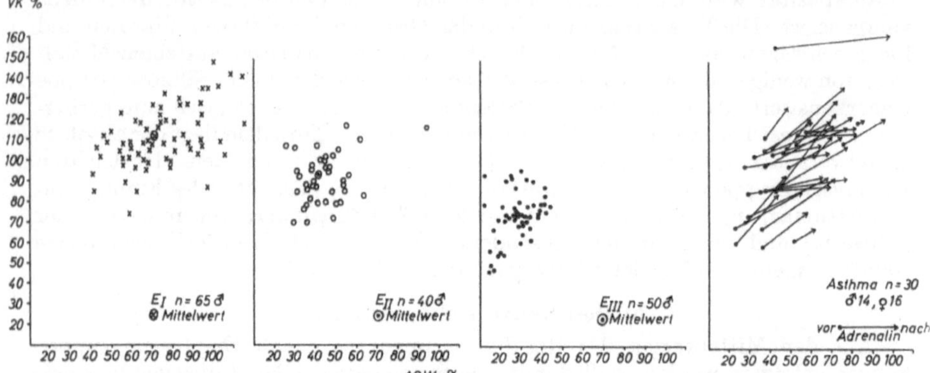

Abb. 5. Verhalten von Vitalkapazität (VK%) und Atemgrenzwert (AGW%) bei leichten, mittelschweren und schweren Emphysemen sowie Asthmakranken vor und nach Adrenalin

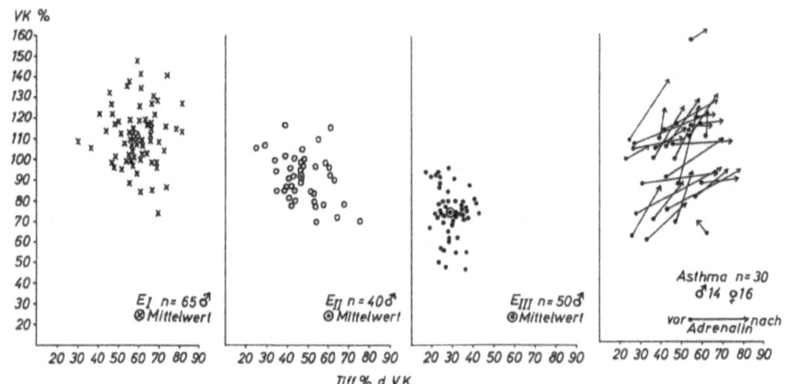

Abb. 6. Verhalten von Vitalkapazität (VK%) und Tiffeneau-Test (Tiff. % der VK) bei den gleichen Krankengruppen wie bei Abb. 5

einer funktionellen Residualkapazität über 3000 ml und einem niedrigen Residualvolumen, woraus abgeleitet werden darf, daß die Höhe der respiratorischen Ruhelage erheblichen individuellen Schwankungen unterliegt und die Messung der funktionellen Redisualkapazität allein keine Aussagen gestattet. Für die Differenzierung zwischen funktionellen und irreversiblen Lungenblähungen ist das maximale Exspirationsvolumen und damit die aktive Mitarbeit des Untersuchten unentbehrlich.

Bei Besprechung der Mittelwerte der Tab. 2 wurde darauf hingewiesen, daß die Abnahme der Vitalkapazität mit zunehmendem Emphysem unverhältnismäßig geringer ist als die Reduktion der dynamischen Atemgrößen. Die Abb. 5 und 6, in denen von sämtlichen Emphysempatienten der *prozentuale Atemgrenzwert* bzw. der *relative Tiffeneau-Test* gegen die jeweilige *prozentuale Vitalkapazität* (auf der Ordinate der Diagramme) aufgetragen sind, lassen ferner erkennen, daß die Streuung der Vitalkapazität auch bei schweren Emphysemen sehr groß bleibt (zwischen 45 und 95% des Sollwertes), während die Einzelwerte des Tiffeneau-Testes und des Atemgrenzwertes zunehmend nach links und in die Nähe des Mittelwertes rücken. Ein ähnliches Verhalten zeigen die vergleichsweise eingetragenen Einzelwerte der Asthma-Gruppe vor und nach Adrenalin.

In allen Fällen, in denen eine auffallende Diskrepanz zwischen der Größe des Residualvolumens und der Vitalkapazität oder zwischen den dynamischen Atemgrößen und der Vitalkapazität besteht, sollte eine Kontrolluntersuchung nach Injektion von *Adrenalin* bzw. Inhalation von *Aludrin* vorgenommen werden. Die Tab. 3 zeigt, daß *nicht nur bei Asthmatikern, sondern auch bei Lungenemphysemen* eine eindrucksvolle Besserung der Vitalkapazität und der dynamischen Atemgrößen nach Adrenalin eintritt. Es ergibt sich daraus, wie auch Abb. 4 zeigte, daß im Einzelfall der Grad eines Lungenemphysems in grundsätzlich gleicher Weise wie beim Asthma bronchiale nicht aus der Größe des Residualvolumens abgeleitet werden darf. Bei der Beurteilung des Adrenalin- oder Aludrinversuches sollte die Einzeluntersuchung außerdem nur wie ein Filmausschnitt gewertet werden. Bei Asthmatikern können trotz eines gleichbleibenden subjektiven Befindens beträchtliche Schwankungen der dynamischen Atemgrößen, in geringerem Maße auch der Vitalkapazität, auftreten und Bronchospasmolytica in Abhängigkeit von der jeweiligen Ausgangslage ganz unterschiedlich wirksam sein. Vielfach werden die *maximalen Werte* erst beim dritten oder vierten Adrenalinversuch erzielt.

Tabelle 3. *Absolute und relative Mittelwerte der Vitalkapazität, des Tiffeneau-Testes und des Atemgrenzwertes vor (a) und nach (b) 0,5 mg Adrenalin in der Gruppe II und III.* In der letzten Spalte die Mittelwerte des Residualvolumen (a). Die Zahlen der oberen Reihe sind absolute Mittelwerte, darunter prozentuale Mittelwerte

Gruppen n = Zahl d. Vergl.		Vitalkapazität		Tiffeneau-Test		Atemgrenzwert		Resid.-Volumen
		a	b	a	b	a	b	a
II Emphysem	E_I	3700	3930	1970	2380	58,4	80,6	2100
	n = 15	102,4	108,7	53,2	60,6	55,5	76,5	36,2
	E_{II}	3360	3650	1420	1810	40,7	55,1	2630
	n = 24	87,6	95,2	42,3	49,6	39,1	53,0	43,9
	E_{III}	2800	3080	820	1020	28,9	38.9	3010
	n = 30	76,3	83,9	29,3	33,1	28,8	38,6	51,8
III Asthma	m	3690	4240	1730	2620	52,3	83,9	2310
	n = 14	93,5	107,6	46,9	61,8	45,7	73,3	38,5
	w	2760	3090	1220	1860	32,8	57,3	1830
	n = 16	95,8	107,3	44,2	60,2	38,5	67,3	39,9

Tabelle 4. *Lungenvolumina und Leistungswerte vor (25. 2.) und nach (15. 3.) ACTH bei einer 48jährigen Frau mit Asthma bronchiale.* Unter a Werte ohne, unter b mit Adrenalin

		25. 2.		15. 3.	
		a	b	a	b
Vitalkapazität	ml	2850	3080	3240	3660
	%	105,9	114,5	120,4	124,9
Residualvolumen	ml	1500	—	1125	—
	%	34,5	—	25,8	—
Totalkapazität	ml	4350	—	4365	—
	%	123,9	—	124,4	—
Tiffeneau-Test	ml/1. sec	780	1000	1950	2240
	% d. VK	27,4	32,5	60,2	61,2
Atemgrenzwert	l/min	25,7	35,3	41,5	76,5
	%	37,2	51,2	60,0	110,9

Vom besonderen Interesse ist in diesem Zusammenhang auch die Frage, wie sich beim Asthma bronchiale die *hormonelle Therapie* auf die verschiedenen Atemgrößen auswirkt. Die Zahlen der Tab. 4 geben die Werte spirographischer Funktionsprüfungen bei einer 48jährigen Frau mit mehrjähriger Asthmaanamnese wieder. Die erste Untersuchung erfolgte einige Tage nach Durchbrechung eines

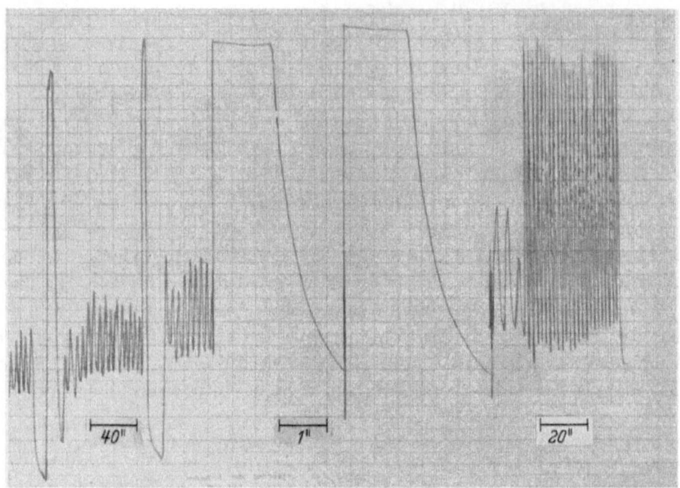

Abb. 7. Normales Spirogramm eines 34jährigen gesunden Mannes. — 1. VK 5630 ml, 2. VK 5770 ml (132% bzw. 134,5%). — 1. Tiff.-Test 3990 ml, 2. Tiff.-Test 4080 ml (69,2% bzw. 70,7% der größten VK). — AGW bei selbstgewählter Atemfrequenz von 38/min. 138,2 l/min (104%)

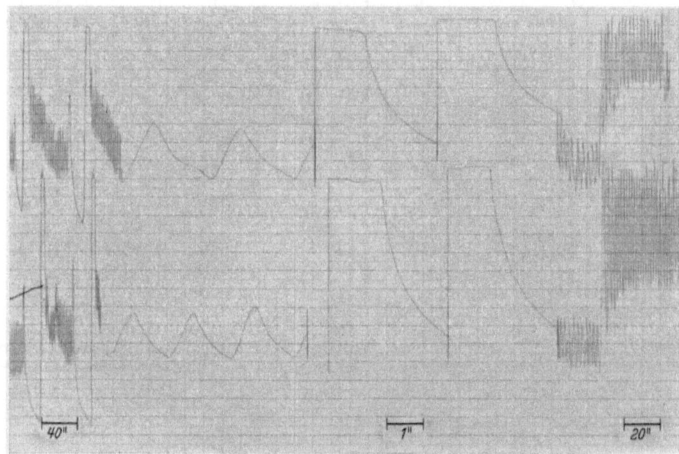

Abb. 8. Spirogramme von einem 54jährigen Mann mit Emphysem vor und nach Adrenalin (0,5 mg). Res.V. 33,5% (Norm 30,8%). — VK vorher 99,5%, nachher 123,5%. — Besserung von Tiffeneau-Test (von 37,7% auf 50,5%) und Atemgrenzwert (von 38% auf 80%). — Exspiration verlängert. — "Air trapping" bleibt auch nach Adrenalin bestehen

Status asthmaticus mit ACTH. Unter Adrenalin besserten sich zunächst die Werte nur wenig, weshalb man bei dem Alter von 48 Jahren trotz des nur mäßig erhöhten Residualvolumens an ein substantielles Emphysem denken konnte. In den folgenden drei Wochen war die Kranke unter ACTH beschwerdefrei. Bei der anschließenden Kontrolluntersuchung waren Vitalkapazität, Tiffeneau-Test und Atemgrenzwert größer als bei der ersten Untersuchung nach Adrenalin und wurden durch Adrenalin noch weiter gebessert. Sie lagen jetzt über den Sollwerten (VK

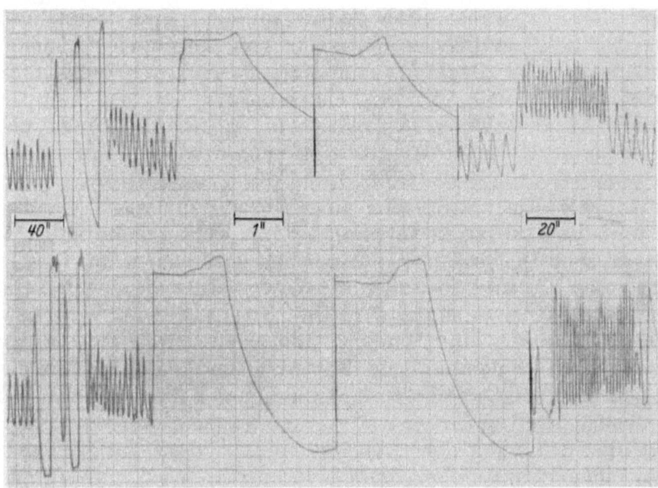

Abb. 9. Spirogramme einer 28jährigen Frau mit Asthma bronchiale. Untersuchungen im anfallfreien Intervall nach ACTH-Behandlung. Nach Adrenalin (untere Kurve) Normalisierung des spirographischen Bildes

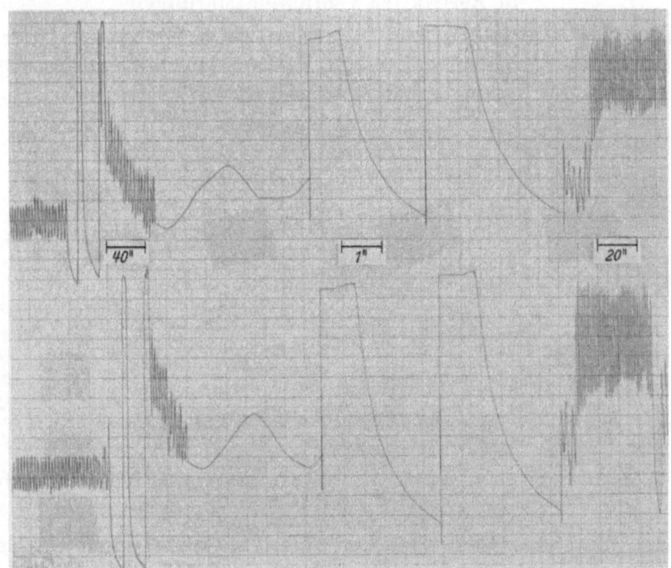

Abb. 10. Spirogramme einer 28jährigen Frau. Seit 2 Jahren gelegentlich anfallsweise leichte Atemnot. — Res.V. 19,1% (Norm 20%). — VK vor Adrenalin 130,4%, nachher 149,9%. — Tiffeneau-Test, bezogen auf die jeweilige VK, 53% und 61%. — AGW anfangs 58,5%, nach Adrenalin 99,5%. — Typisches "air trapping" vor und nach Adrenalin

und AGW) bzw. an der unteren Grenze der Norm (TIFFENEAU). Bemerkenswert ist die *erhebliche Abnahme des Residualvolumens zugunsten der Vitalkapazität*, so daß die Totalkapazität vor und nach ACTH praktisch gleich ist. Das anfangs erhöhte Residualvolumen entsprach also lediglich einem reversiblem *Dehnungs-emphysem*. Auf diese Weise läßt sich die zunehmende Entwicklung eines strukturellen Emphysems bei chronischem Asthma bronchiale relativ einfach verfolgen.

Zur Erfassung einer fraglichen obstruktiven Ventilationsstörung, etwa einer bronchospastischen Diathese ohne Asthmaanfälle, einer bronchospastischen Komponente bei Lungenemphysem oder einer ungenügenden Broncholyse durch Adrenalin, ist der *formale Aspekt* der spirographischen Kurve aufschlußreicher als das zahlenmäßige Ergebnis.

Gegenüber dem normalen spirographischen Bild (Abb. 7) findet sich als Ausdruck erhöhter exspiratorischer Atemwiderstände sowohl beim *Emphysem* (Abb. 8) als auch beim *Asthma bronchiale* (Abb. 9) und der *spastischen Bronchitis* (Abb. 10) nach einer maximalen Inspiration eine langsame, stufenweise Rückkehr der Atemkurve in die normale Ruhelage ("air trapping"). Ferner kommt in den Abb. 8—10 zum Ausdruck, daß alle forcierten Atemleistungen hoch in die Inspirationslage verschoben werden. In einer Anzahl von Fällen ist ferner die exspiratorische Phase des normalen Atemzuges verlängert (Abb. 8). Nach Adrenalin wird bisweilen eine Normalisierung, zumindest eine Tendenz dazu, beobachtet, während häufig trotz einer eindrucksvollen zahlenmäßigen Besserung aus den weiterhin bestehenden Zeichen des "air trapping" gefolgert werden kann, daß die optimalen Werte immer noch nicht erreicht sind und nach wie vor die Exspiration erschwert ist (Abb. 8 und 10). Ob die Erhöhung der Atemwiderstände dann durch einen Bronchospasmus oder einen strukturellen Umbau verursacht wird, muß durch Kontrolluntersuchungen nach längerer Behandlung geklärt werden.

c) Restriktive Ventilationsstörungen

Gegenüber den ventilatorischen Störungen beim Emphysem oder Asthma bronchiale sind die Verhältnisse bei den Erkrankungen mit einer restriktiven

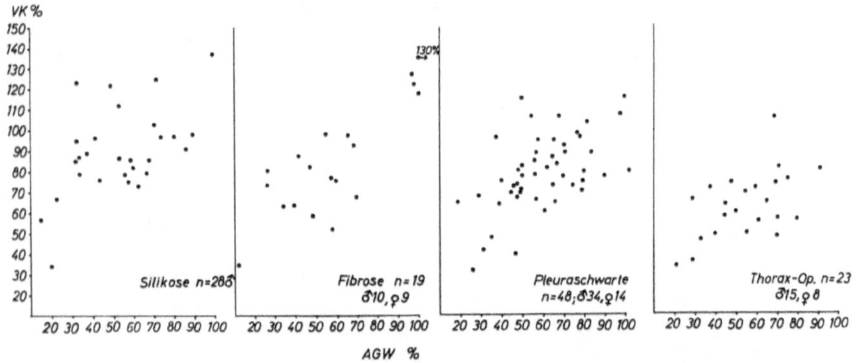

Abb. 11. Verhalten von Vitalkapazität (VK%) und Atemgrenzwert (AGW%) bei restriktiven Ventilationsstörungen

Ventilationsstörung wesentlich einfacher, sofern sie nicht durch ein Emphysem oder eine spastische Bronchitis kompliziert werden. Letzteres ist besonders häufig bei Silikosen der Fall.

Bei Besprechung der Mittelwerte der Tab. 2 wurde bereits auf das gegensätzliche Verhalten einzelner Lungenvolumina und der Leistungswerte bei Silikosen, Fibrosen, Pleuraschwarten und Operierten gegenüber Emphysem und Asthma hingewiesen: Keine die Abnahme der Vitalkapazität kompensierende Zunahme des absoluten Residualvolumens, infolgedessen *Verminderung der Totalkapazität;—*

relativ — gegenüber der Verminderung der Vitalkapazität — *hoher absoluter und prozentualer Atemgrenzwert sowie Tiffeneau-Test,* wobei vor allem der *prozentuale Tiffeneau-Test übernormal* wird.

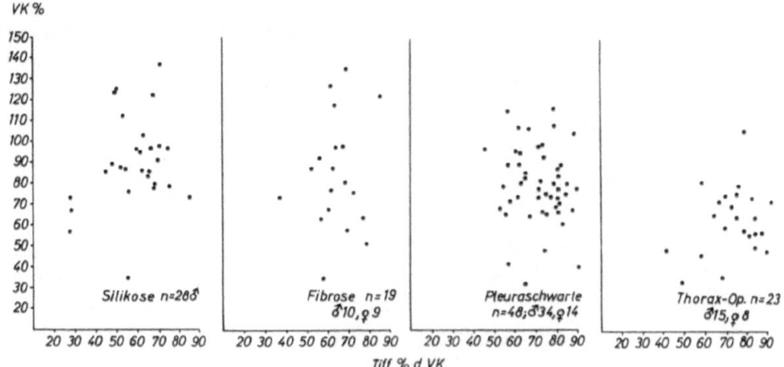

Abb. 12. Verhalten von Vitalkapazität (VK%) und Tiffeneau-Test (Tiff.% der VK) bei restriktiven Ventilationsstörungen

Wie in den Abb. 5 und 6 für die Emphysem- und Asthmapatienten sind in den folgenden Abb. 11 und 12 für die Patienten der Gruppen IV—VII die prozentualen Werte des Atemgrenzwertes bzw. Tiffeneau-Testes gegen die prozentuale Vitalkapazität aufgetragen. Die unteren und oberen Grenzwerte der Vitalkapazität liegen in der Gruppe der Silikosen und Fibrosen bei 35% und 135%, bei den Pleuraschwarten bei 30% und 115% und bei den Thoraxoperierten bei 35% und 105% des jeweiligen Sollwertes. Die maximalen und minimalen Werte des prozentualen Atemgrenzwertes und Tiffeneau-Testes streuen kaum weniger, die Relationen zwischen Größe der Vitalkapazität einerseits und Leistungswerten andererseits sind sehr locker. Die Gründe dafür lassen sich am besten durch die Röntgenbilder und Befunde von zwei Fällen aus der Silikose-Gruppe demonstrieren (Abb.13 und 14). In dem ersten Fall mit einer Silikose III stand röntgenologisch, besonders aber funktionell ein Lungenemphysem ganz im Vordergrund (Abb. 13),

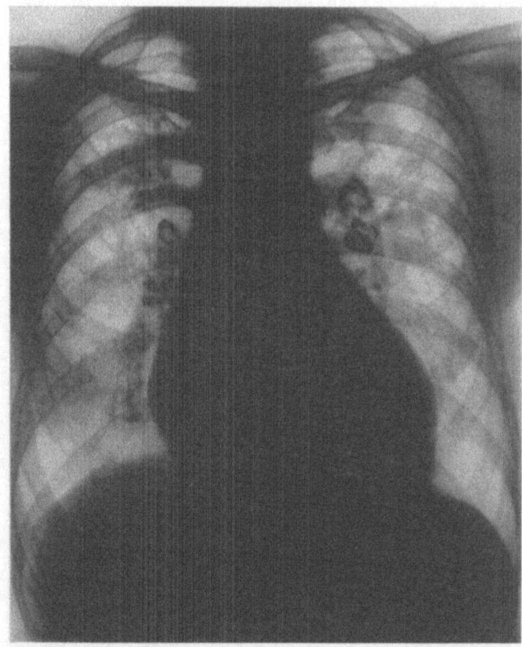

Abb. 13. 65jähriger Mann. Überhelle Lungenfelder mit einzelnen Verdichtungsbezirken in den Oberfeldern. Eierschalenkalk. Großes plumpes Hochdruckherz (R.R. 190/110). Silikose III. EKG: AV-Überleitungsstörung, Linkshypertrophie. RV 2390 ml (56,8%); VK 1820 ml (56,5%); Tiff. 490 ml/1.sec (27,4%); AGW 11,6 l/min (14,7%). Urteil: Schweres Emphysem. [In den Diagrammen entspricht der Fall dem mittleren (Abb. 11) bzw. unteren (Abb. 12) Wert nahe der Ordinate]

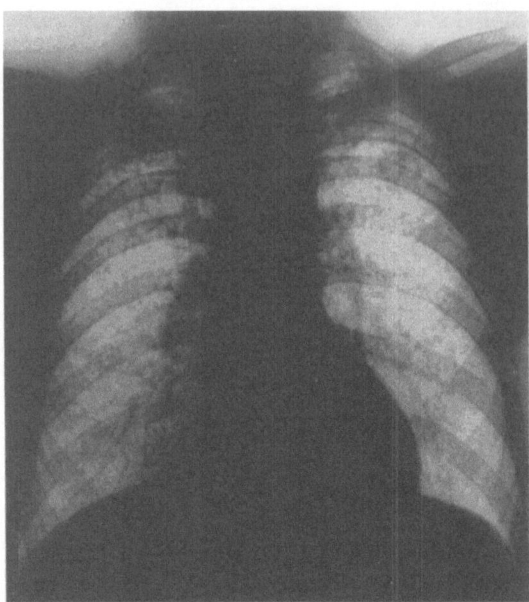

Abb. 14. 57jähriger Mann. Röntgenologisch Silikose II mit beginnenden Ballungen in den Oberfeldern. Kalkeinlagerung rechts im Hilus. EKG: Lage-Linkstyp. RV 1150 ml (30,9%); VK 2570 ml (73,2%); Tiff. 2180 ml/1.sec (85%!); AGW 63,0 l/min (62,3%). Urteil: Bei normalem Residualvolumen deutliche Verminderung der VK und des AGW, aber übernormaler prozentualer Tiffeneau

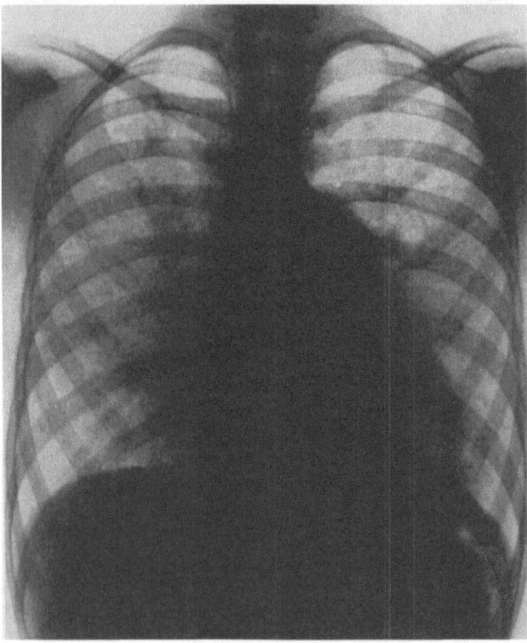

Abb. 15. 17jähriger Mann. Primäre Hämosiderose der Lungen. EKG: Linksschenkelblock und gehäufte linksventriculäre Extrasystolie. RV 950 ml (30,8%); VK 2140 ml (51,5%); Tiff. 1690 ml/1.sec (79%); AGW 59,5 l/min (57,7%)

bei dem anderen mit einer Silikose II dagegen die Fibrose. Unter den 28 Silikosen sind 5 Männer mit einer langjährigen Anamnese als Bergmann oder Steinhauer und einem erheblichen Lungenemphysem vertreten. Die Residualvolumina lagen zwischen 45 und 68% der Totalkapazität. Das spirographische Kurvenbild entsprach etwa dem in Abb. 8, unterschied sich also eindeutig von den später zu besprechenden formalen Kriterien der restriktiven Ventilationsstörungen.

Bei *Lungenfibrosen*, mehr oder minder ausgedehnten Pleuraverschwartungen und nach Thoraxoperationen sowie Lungenresektionen können prinzipiell gleiche Kombinationsformen auftreten, entweder im Zusammenhang mit dem Grundleiden oder auch unabhängig davon infolge einer funktionellen oder strukturellen Bronchialobstruktion. Eine *pulmonal bedingte Ventilationsstörung rein restriktiver Form* fand sich bei einem 17jährigen Mann mit einer seit 10 Jahren manifesten idiopathischen Lungenhämosiderose (Abbildung 15).

Bei diesem Krankheitsbild kommt es im Zusammenhang mit einer erhöhten Eisenaffinität der Lunge zu Diapedesisblutung in das Interstitium und in die Alveolen, zu Ablagerungen von Eisenpigment, Zerstörung der elastischen Fasern und Konsistenzvermehrung der Lunge, die im Schnitt das Bild einer pneumonischen braunen Hepatisation bietet. Der Krankheitsprozeß spielt sich also in der Lungenperipherie, nicht in den Bronchien ab, weshalb emphysematöse

Veränderungen bei den ausnahmslos jugendlichen Kranken nicht zu erwarten sind. In unserem autoptisch gesicherten Fall ergab die Lungenfunktionsprüfung etwa 9 Monate vor dem Tode, der akut unter den Zeichen einer Rechtsinsuffizienz auftrat, die typischen Zeichen einer restriktiven Ventilationsstörung, die auf den beträchtlichen Verlust an belüftetem Lungengewebe zurückzuführen ist.

Restriktive Ventilationsstörungen in reiner Form kommen besonders auch durch *extrapulmonale Erkrankungen* mit *Fixierung der Zwerchfelle* und Ausfall der für die Ventilation wichtigsten Lungenabschnitte zustande. Bei einer 33 jährigen Frau mit Bewegungsdyspnoe, bei der ein ausgedehnter, auch laparoskopisch gesicherter visceraler Lupus erythematodes bestand, ergab die Röntgenuntersuchung lediglich eine kleine linksseitige Sinusschwarte neben einem auffallenden Zwerchfellhochstand (Abb. 16). Spirographisch fand sich eine schwere Ventilationsstörung, die eindrucksmäßig nach dem spirographischen Bild einer rein restriktiven Ventilationsstörung entsprach (Abb. 17).

Ähnliche Werte und spirographische Kurven sieht man bei *Paresen der Atemmuskulatur*, etwa nach Poliomyelitis. Über Jahre hin bleibt eine unverhältnismäßig starke Einschränkung der Vitalkapazität und eine etwa mittelgradige Verminderung des Atemgrenzwertes bei übernormalem prozentualem Tiffeneau-Test nachweisbar. Das ist verständlich, da es sich um Jugendliche und Lungengesunde handelt, bei denen nur die Inspiration einen aktiven, die normale Exspiration dagegen einen

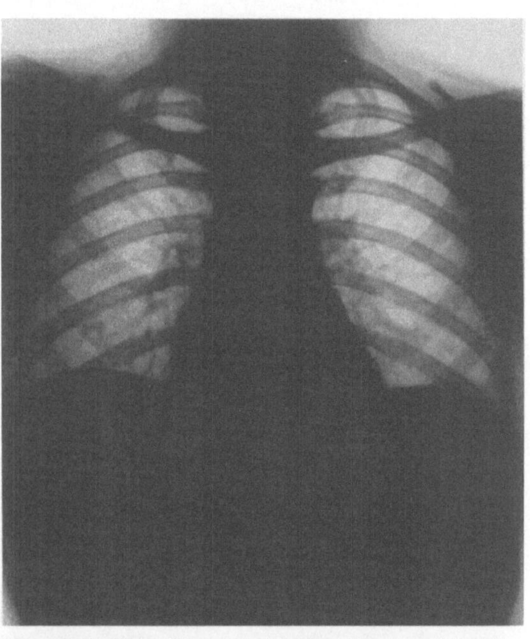

Abb. 16. 33 jährige Frau mit visceralem Lupus erythematodes (laparoskopisch plattenförmige Verdickung des ganzen Peritoneums). Subjektiv in Ruhe keine Atembeschwerden. Auf der Röntgenaufnahme fällt lediglich der Zwerchfellhochstand auf, bei der Durchleuchtung außerdem die fast aufgehobene Verschieblichkeit der Zwerchfelle und eine kleine Sinusschwarte links. EKG: Normaltyp — leichte Innenschichtveränderungen über dem linken Ventrikel. Spirogramm: Siehe Abb. 17

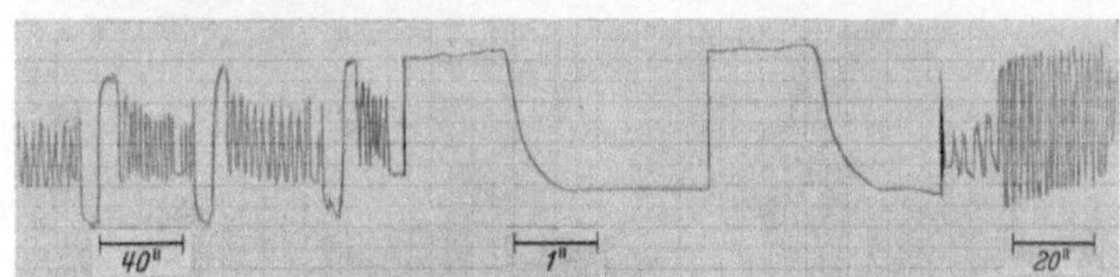

Abb. 17. Spirogramm zu Abb. 16. RV 830 ml (40,8%); VK 1200 ml (40%); Tiff. 1090 ml/1.sec (90%!); AGW 40,6 l/min (46,4%)

passiven Vorgang darstellt. Selbst bei gleichen Paresen der In- und Exspirationsmuskulatur fällt deshalb nur die Inspirationsbehinderung auf, da die Exspirationsmuskulatur lediglich für die maximale Ausatmung unterhalb der respiratorischen Ruhelage benötigt wird.

Von welcher großen Bedeutung eine gute Zwerchfellbeweglichkeit ist, zeigen die Untersuchungen bei *Bechterewkranken*. Die spirometrischen Mittelwerte von

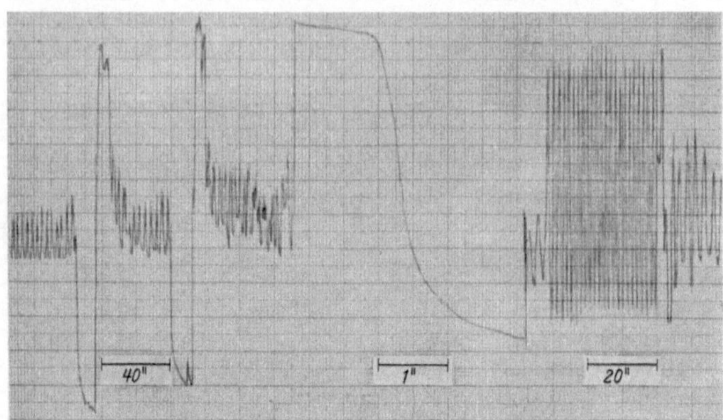

Abb. 18. Spirogramm eines 52 jährigen Mannes mit starrem Thorax infolge Morbus Bechterew. Restriktive Ventilationsbehinderung, insbesondere keine Verschiebung der forcierten Atmung in die Inspiration

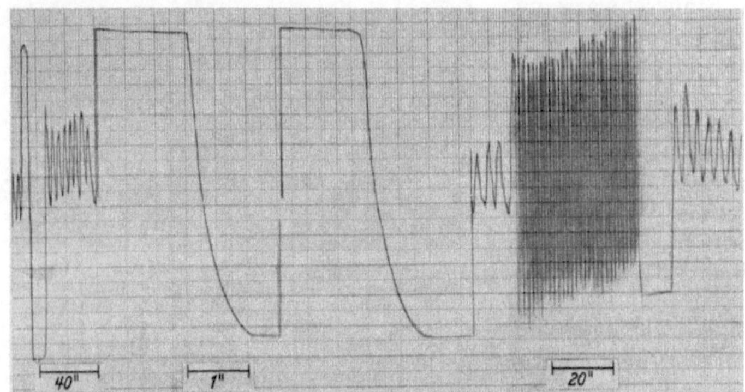

Abb. 19. Spirogramm eines 38 jährigen Mannes mit Pleuraverschwartung und Hochziehung sowie partieller Fixierung der vorderen Zwerchfellpartien. — RV 1660 ml (32%); VK 3530 ml (91%); Tiff. 3240 ml/1.sec (92%!); AGW 109 l/min (91%). Beachte die verminderte inspiratorische Kapazität, den hohen exspiratorischen Tiffeneau-Test und die Form des Atemgrenzwertes

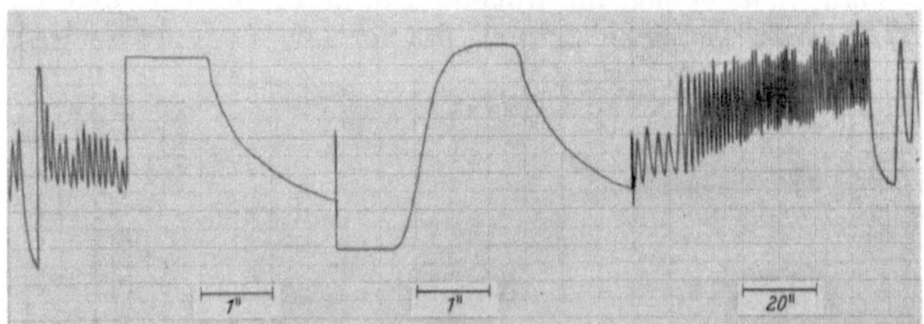

Abb. 20. Spirogramm eines 28 jährigen Mannes mit doppelseitiger Mantelschwarte als Folge langjähriger Pneumothoraxbehandlung. — RV 1120 ml (38%); VK 1830 ml (41,5%); Tiff. 1060 ml/1.sec (58,0%); AGW 42,8 l/min (31,2%)

vier Männern mit einem starren Thorax infolge eines fortgeschrittenen Morbus Bechterew betrugen beispielsweise: Alter 55 Jahre, Vitalkapazität 3810 ml

(88,8 %), Tiffeneau-Test 2230 ml (69,8 %), Atemgrenzwert 72,0 l/min (72,5 %), Residualvolumen und Ruheatmung entsprechend der Altersnorm. Im Gegensatz zu der altersmäßig mit 54,5 Jahren nahestehenden Untergruppe der mittelschweren Emphyseme (Tab. 2) ist bei normalem Residualvolumen die Vitalkapazität stärker vermindert, der Atemgrenzwert dagegen absolut um 28 l/min, relativ um 70 % größer, der Tiffeneau-Wert absolut und relativ als normal zu bezeichnen. Auch bei den Bechterew-Kranken kann man, wie auch die Abb. 18 von einem 52 jährigen Mann zeigt, schon rein eindrucksmäßig auf eine restriktive Ventilationsstörung leichten Grades schließen, besonders wegen der in diesem Alter häufig bestehenden Tendenz zur Verschiebung der forcierten Atmung in die Inspirationslage, die hier gänzlich fehlt.

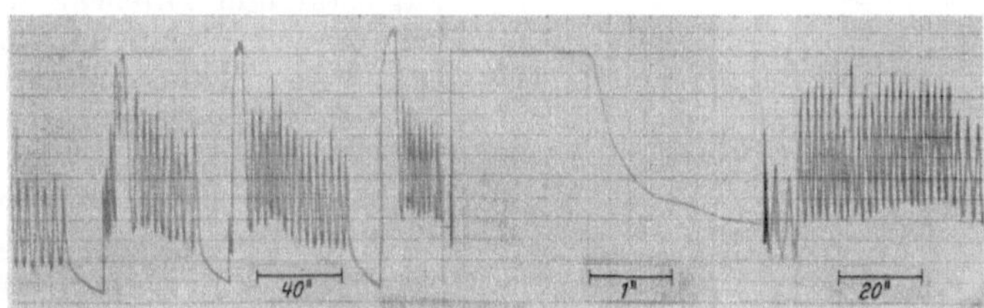

Abb. 21. Spirogramm eines 31 jährigen Mannes mit totaler Plastik links, erheblicher Thoraxdeformierung und geringem Schwartenbefund unter dem rechten Unterfeld. — RV 805 ml (29,3 %); VK 1950 ml (46,8 %); Tiff. 1100 ml/1. sec (58,1 %); AGW 39,8 l/min (46,8 %)

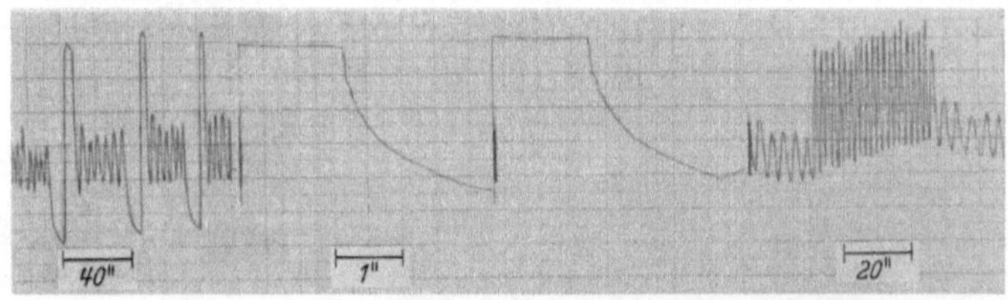

Abb. 22. 39 jährige Frau mit ausgedehntem Morbus Boeck der Lungen, seit 6 Jahren bekannt. Im EKG Rechtstyp und P pulmonale. — RV 1365 ml (42,5 %); VK 1850 ml (63,5 %); Tiff. 1425 ml/1. sec (77 %); AGW 34,0 (39,2 %)

Bei mäßigen *einseitigen Pleuraadhäsionen* mit Behinderung der Zwerchfellverschieblichkeit werden häufig ähnliche Bilder wie beim Morbus Bechterew beobachtet (Abb. 19), während ausgedehnte *doppelseitige Pleuraverschwartungen* mit weitgehender Fixierung der Zwerchfelle (Abb. 20), *ausgedehnte Lungenresektionen* und *plastische Thoraxoperationen* (Abb. 21) sowie weit fortgeschrittene *Lungenfibrosen* (Abb. 22) sich qualitativ und quantitativ ähnlich wie Abb. 16/17 verhalten und grundsätzlich von obstruktiven Ventilationsstörungen, die in dieser Form überhaupt nicht vorkommen, abheben.

Zum Abschluß soll die Abb. 23 einen Überblick über die prozentualen Mittelwerte der Vitalkapazität und der dynamischen Atemgrößen in allen Krankengruppen vermitteln, um noch einmal zu unterstreichen, daß in funktioneller Hinsicht die Annahme von zwei großen Gruppen berechtigt ist. Die eingetragenen Tiffeneau-Werte sind der Übersichtlichkeit halber umgerechnet, indem als Normwert 75 % der Vitalkapazität als exspiratorisches Volumen angenommen und diese Zahl gleich 100 % gesetzt wurde. Die Grenze zwischen vorwiegend obstruktiven und restriktiven Formen der Ventilationsbehinderung liegt zwischen den Gruppen III und IV. In der rechten Hälfte der Abbildung zeigen Tiffeneau-Test und

Atemgrenzwert ein zunehmend divergentes Verhalten, während die beiden in den Gruppen II und III etwa gleichmäßig abfallen bzw. ansteigen, wobei sich ihnen die Vitalkapazität auf einem allerdings weniger reduzierten Niveau recht gut anschließt. Dagegen fällt die Vitalkapazität in den Gruppen IV—VII stark ab und folgt richtungsmäßig dem Atemgrenzwert, im Gegensatz zu der ansteigenden Tendenz des prozentualen Tiffeneau-Testes. Die Überkreuzung von Vitalkapazität und Tiffeneau würde bereits in der Gruppe IV eingetreten sein, wenn die besprochenen 5 Fälle mit schwerem Emphysem bei Silikose eliminiert worden wären. Die Verhältnisse bei den Silikosen hätten dann ziemlich genau denen in der folgenden Gruppe der Fibrosen entsprochen.

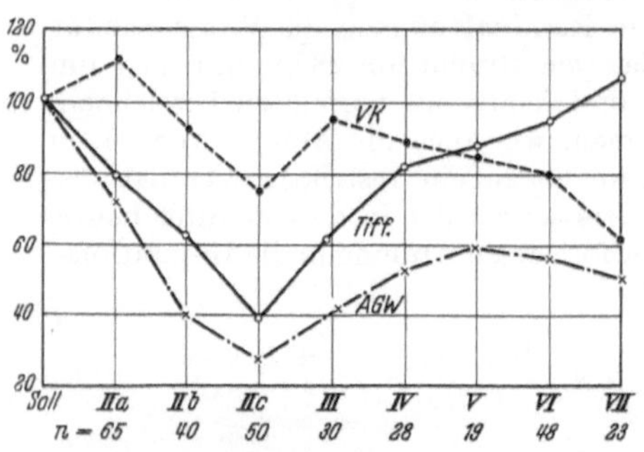

Abb. 23. Übersicht über die Mittelwerte der Vitalkapazität (%), des Atemgrenzwertes (%) und des Tiffeneau-Testes (% d. VK; Normwert von 75% d. VK = 100%) bei leichten, mittelschweren und schweren Emphysemen (IIa bis IIc), Asthma bronchiale (III); Silikosen (IV). Lungenfibrosen (V), Pleuraschwarten (VI) und bei Zustand nach Thorax- und Lungenoperationen (VII)

d) Vergleich klinischer und spirographischer Befunde beim Emphysem

Die restriktiven Ventilationsstörungen sind, wie im vorhergehenden Abschnitt gezeigt wurde, spirographisch relativ leicht zu erkennen, abgesehen davon, daß auch die klinischen Symptome in den meisten Fällen eindeutig sind. Problematisch bleiben dagegen die obstruktiven Störungen vom Typ des Lungenemphysems, ganz besonders dann, wenn sie zusammen mit anderen Lungenerkrankungen wie der Silikose oder Klappenfehlern des linken Herzens auftreten. Man wird daher nach wie vor sorgfältig nach klinischen Zeichen des Emphysems fahnden müssen, obgleich die Leistungsfähigkeit der einzelnen Untersuchungs-

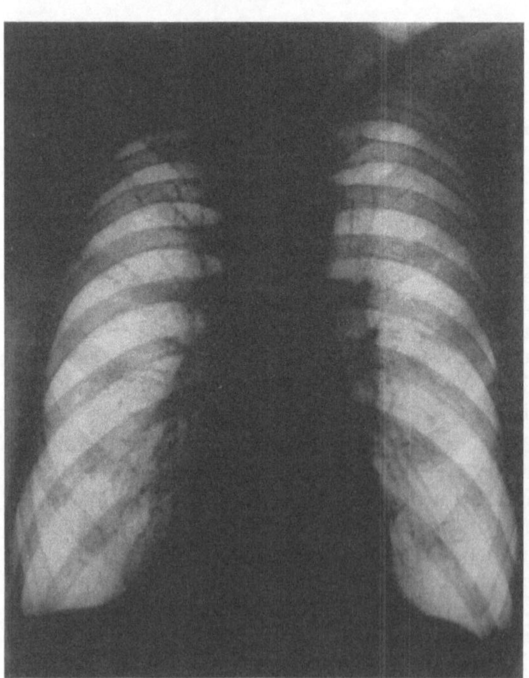

Abb. 24. 57jähriger Mann mit Dyspnoe beim Treppensteigen, nicht in Ruhe. Größe: 174 cm; Gewicht: 54 kg. Bei der Durchleuchtung Zwerchfelle knapp 2 Qf. verschieblich. *Spirographie.* RV 2910 ml (44%); VK 3710 ml (100%), nach Adrenalin 3680 ml (99,2%); Tiff. 1750 ml/1. sec (47,2% d. VK), nach Adrenalin 2200 ml/1. sec (59,5% d. VK); AGW 41,7 l/min (44,5%), nach Adrenalin 66,5 l/min (71,0%). *Arterielles Blut.* O_2-Sättigung 94%; O_2-Druck 76 mm Hg; CO_2-Druck 40,6 mm Hg; p_H 7,415; Hämoglobin 15,4 g-%, Hämatokrit 44. *EKG.* Steiltyp von QRS, sonst o. B. *Urteil.* Mäßige Vermehrung des Residualvolumens und Einschränkung der Atemreserven, letztere durch Adrenalin deutlich gebessert. Arterielle Blutgase bis auf Sauerstoffdruck und leicht verminderte Sauerstoffsättigung normal

methoden vielfach sehr skeptisch beurteilt wird. Nach eigenen Erfahrungen, die sich auf einen langjährigen Vergleich der klinischen Befunde und der Ergebnisse der Lungenfunktionsprüfung gründen, vermittelt z. B. die eingehende physikalische Thoraxuntersuchung einen mindestens gleichwertigen Eindruck von der respiratorischen Funktionsminderung wie eine morphologisch eingestellte Röntgenologie, die sich in erster Linie an der erhöhten Strahlendurchlässigkeit der Lungenfelder und den Veränderungen am Thoraxskelet orientiert, dagegen das wichtigste Merkmal des Emphysems, die verminderte Zwerchfellverschieblichkeit,

nur beiläufig erwähnt, jedenfalls nicht mit exakten Zahlen definiert. So lassen die beiden Thorax-Aufnahmen (Abb. 24 und 25) nicht erkennen, daß es sich im ersten Fall nur um eine etwa mittelschwere Ventilationsstörung infolge eines Emphysems und einer asthmoiden Bronchitis, im zweiten dagegen um ein hochgradiges Cor pulmonale handelte.

Die *radiologischen Merkmale* des Emphysems entsprechen weitgehend den charakteristischen Veränderungen im Sinne des sog. *Faßthorax*: Starke inspiratorische Hebung der oberen Rippen, weite Intercostalräume, Rundung des Rückens, Vergrößerung des sagittalen Thoraxdurchmessers, seitliche Abplattung des Brustkorbes mit bilateraler Impression in Höhe der 6.—8. Rippe, Verkürzung des Halses, Senkung des Jugulums gegenüber dem 7. Halswirbel usw. Diese Veränderungen finden sich jedoch sehr häufig auch ohne ein funktionell bedeutsames Emphysem beim adipösen Pykniker und fehlen oft bei Asthenikern und Leptosomen mit langgestrecktem, flachem Thorax. Die Strahlendurchlässigkeit hängt weitgehend von der Ausbildung des Fettpolsters und der Muskulatur ab, desgleichen die Lungengefäßzeichnung. Eine Umformung des Herzens stellt sich erst beim fortgeschrittenen Emphysem ein und

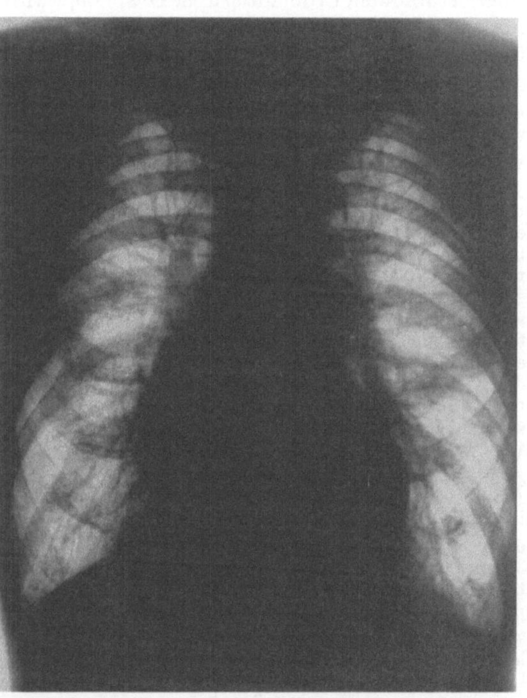

Abb. 25. 58 jähriger Mann mit hochgradiger Dyspnoe, Cyanose und vorübergehenden neurologischen Störungen (Somnolenz, Sprachstörungen). Größe: 176 cm; Gewicht: 60 kg. Zwerchfelle bei Durchleuchtung kaum beweglich. *Spirographie.* RV 2510 ml (50%); VK 2500 (67,2%); Tiff. 480 ml/1. sec (19,2% d. VK); AGW 16,0 (16,4%). *Arterielles Blut.* O_2-Sättigung 71,5%; O_2-Druck 40 mm Hg; CO_2-Druck 57,3 mm Hg; p_H 7,345; Hämoglobin 18,0 g-%; Hämatokrit 54. *EKG.* Überdrehter Linkstyp ($\alpha - 120°$). Klassische Zeichen der Rechtshypertrophie mit qR in den Wilson-Abl. V4r — V_2 und rS in V4—7, gegensinnige Verlagerungen der Nachschwankungen und P pulmonale. *Urteil.* Massive Einschränkung der Atemreserven, respiratorische Acidose

auch dann wird ein Herzkonfiguration durch zahlreiche äußere Faktoren modifiziert. Zwerchfelltiefstand bei geringem Fettpolster und schlaffen Bauchdecken wirkt dem Zustandekommen einer pulmonalen Konfiguration entgegen und läßt das Herz klein erscheinen, begünstigt andererseits die Tendenz des rechtshypertrophischen Herzens zur Linksdrehung, Anhebung der Herzspitze, Ausfüllung der Herzbucht und Vorwölbung des Conus pulmonalis. Wenn die Rechtshypertrophie nicht von einer Dilatation des Ventrikels und der zentralen Abschnitte der Pulmonalarterien begleitet ist, kann sie nach ZDANSKY (1957) röntgenologisch meist nicht diagnostiziert werden. Allenfalls kann im Zusammenhang mit den übrigen klinischen Befunden bei kräftiger Rundung der Herzvorderwand der Verdacht darauf geäußert werden. Bei gleichzeitiger Hypertonie im großen Kreislauf und Hypertrophie des linken Ventrikels entfällt auch diese Möglichkeit. Im einzelnen kann für diese Fragen auf die umfangreiche Literatur [v. Boros und Naumann (1948); Assmann (1949); Cocchi (1952); Kirch (1955); Dotter (1956); Zdansky (1957) u. a.] verwiesen werden.

Die *physikalischen Symptome* des Emphysems werden natürlich ebenfalls von exogenen Faktoren beeinflußt, vor allem der Perkussionsbefund. Dagegen findet man auskultatorisch sehr oft bei den klinisch wichtigen Emphysemformen mit bronchialer Obstruktion neben dem verlängerten Exspirium trockene und feuchte Rasselgeräusche. In diesen Fällen wird dann auch besonders oft über Husten und Auswurf geklagt, ferner, entsprechend dem kausalgenetischen Zusammenhang mit einer asthmoiden Bronchitis, über Dyspnoe, während letztere beispielsweise bei dem funktionell weniger wichtigen Altersemphysem fast nur auf ausdrückliches Befragen angegeben wird. Bei einer Rechtshypertrophie können relativ häufig durch die einfache Inspektion und Palpation hebende Pulsationen im Epigastrium und links parasternal nachgewiesen werden. Der elektrokardiographische Nachweis einer Rechtshypertrophie kann nach unseren Erfahrungen kaum als zuverlässiger angesehen werden.

Eine *Rechtshypertrophie* bildet sich nur bei längerem Bestehen einer pulmonalen Hypertonie aus, weshalb die klassischen Hypertrophiezeichen nur bei höheren Emphysemgraden zu erwarten sind. Der Nachweis hängt aber auch in diesen Fällen von Faktoren wie Ableitungsbedingungen entsprechend den Lageveränderungen des Herzens, Perikardaffektionen, Hypertonie im großen Kreislauf, Zustand des Myokards usw., ab. Von besonderer Bedeutung sind die oben angedeuteten Lageveränderungen, die das Herz mit dem Fortschreiten des Emphysems infolge Absinkens der Zwerchfellkuppeln und Ausbildung der Hypertrophie sowie Dilatation erfährt. Daher ist eine Rechtsabweichung der elektrischen Herzachse oder wenigstens eine Steilstellung relativ häufig anzutreffen. Diese Bezeichnung bezieht sich bekanntlich auf die Richtung der elektrischen Momentanachse während der Erregungsausbreitung und sagt nicht unbedingt etwas über die anatomische Herzachse aus, obwohl bei Gesunden sicher eine weitgehende Übereinstimmung zwischen den beiden besteht. Die Richtung des größten QRS-Vektors in der Frontalebene ($\hat{A}$ QRS) läßt sich einfach und für klinische Zwecke hinreichend genau bestimmen durch Errechnung der algebraischen Summe der positiven und negativen Amplituden von QRS in den Ableitungen I und III und Übertragung dieser Werte in das triaxiale Diagramm von Bayley (1943), in dem die positive Achse von Ableitung I 0 Grad entspricht. Beim normalen Mitteltyp bildet $\hat{A}$ QRS mit der Nullinie einen Winkel α zwischen 30° und 60°. Die entsprechenden Zahlen für die übrigen Lagetypen lauten: Linkstyp $\alpha + 30°$ bis $- 30°$; Steiltyp $\alpha + 60°$ bis $+ 90°$; Rechtstyp α größer als 90°. Als obere Grenze einer lagebedingten Abweichung von $\hat{A}$ QRS werden allgemein Winkel α von $- 30°$ sowie $+ 110°$ angesehen. In Zweifelsfällen kann die in gleicher Weise durchführbare Bestimmung der mittleren Achse von T sowie QRST (Kammergradient) eine Differenzierung zwischen rein lagebedingten Typen und solchen mit einem pathologischen Ablauf der Erregung erleichtern.

Die Bestimmung von $\hat{A}$ QRS wurde für die 155 Emphysemfälle in der beschriebenen Weise durchgeführt (Abb. 26). Es ist ersichtlich, daß die oberen Grenzen des Winkels α ($- 30°$ und $+ 110°$) nur in 18 Fällen überschritten werden. Jenseits von $+ 110°$ im Bereich der pathologischen Rechtsabweichung finden sich 6 schwere und 2 mittelschwere Emphyseme. Aber auch der Bereich der pathologischen Linksabweichung ($- 30°$ bis $- 120°$) enthält 4 schwere Emphyseme mit einer erheblichen Rechtshypertrophie (sog. überdrehter Linkstyp), ferner je drei leichte und mittelschwere Emphyseme. Von den letzteren hatten zwei eine fragliche Rechtshypertrophie, die vier anderen Fälle einen Linksschenkelblock bzw. eine Linkshypertrophie bei Hypertonie im großen Kreislauf. Steiltypische Elektrokardiogramme ($+ 60°$ bis $+ 90°$) mit Übergang zum Rechtstyp (α bis $+ 110°$) fanden sich bei den meisten fortgeschrittenen, aber auch schon in rund einem Drittel der leichten Emphyseme. Es kann daraus geschlossen werden, daß Abweichungen der elektrischen Herzachse nach rechts ein häufiges, aber unspezifisches Symptom darstellen, welches nur im Zusammenhang mit weiteren Veränderungen, zu deren Erfassung eine Exploration der vorderen Thoraxwand mit den Wilson-Ableitungen am meisten geeignet ist, für die Diagnose einer Rechtshypertrophie verwendet werden darf.

Für die Form der QRS-Komplexe in den Brustwandableitungen ist die bei Rechtsüberlastung übliche Drehung des Herzens um die Längsachse im Sinne der Uhrzeigerbewegung (Basis-Herzspitze von unten betrachtet) bedeutsam, da hierdurch die rechte Kammer mehr nach vorn rückt und die normalerweise zwischen V_3 und V_4 gelegene Übergangszone nach links verschoben wird. In ausgeprägten Fällen führt dies zu einem gegensinnigen Verhalten von QRS in den rechtsventrikulären ($V_{1, 2, 3r, 4r}$) und axillären ($V_{5, 6}$) Ableitungen, d. h. rechts werden R-, qR-, Rs- oder auch qRS-Formen, links dagegen große S-Amplituden (RS, rS) beobachtet. Eine ausführliche Besprechung von atypischen QRS-Formen auf der rechten Thoraxseite, die allein (z. B. Amplitude von R in V_1 größer als 5 mm) oder zusammen mit anderen Zeichen (Verspätung der örtlichen Negativitätsbewegung, geringe QRS-Verbreiterung, P pulmonale, ST/T-Veränderungen) die Diagnose einer Rechtshypertrophie erlauben, findet sich in den verschiedenen Lehrbüchern [LEPESCHKIN (1951); HOLZMANN (1955)].

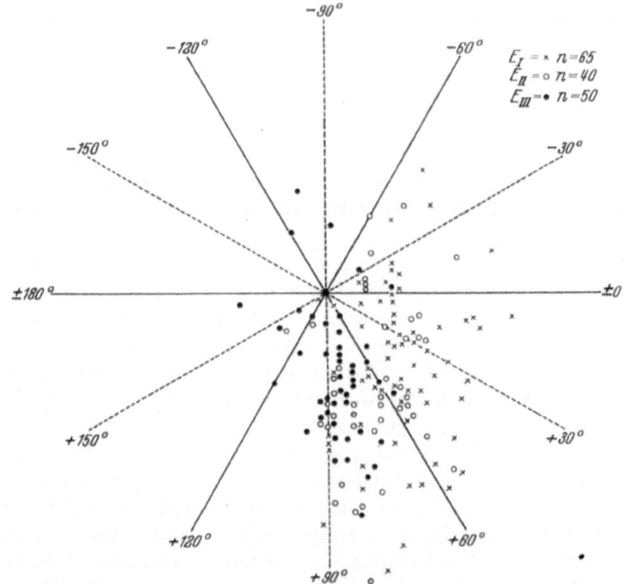

Abb. 26. Elektrische Herzachse ($\widehat{A}$QRS) bei 155 Männern mit leichtem (E_I), mittelschwerem (E_{II}) und schwerem (E_{III}) Lungenemphysem

Bei Beachtung dieser grobskizzierten EKG-Veränderungen fanden wir eine *Rechtshypertrophie* unter den schweren Emphysemen nur in rund 30% der Fälle — den gleichen Prozentsatz geben ROSSIER, BÜHLMANN, SCHAUB und LUCHSINGER (1955) für das chronische Cor pulmonale an —, unter den mittelschweren in rund 10% und in der Gruppe der leichten Emphyseme überhaupt nicht. Zeichen einer zusätzlichen oder isolierten *Vorhofhypertrophie* (P pulmonale) fanden sich wesentlich häufiger in den drei Gruppen (70%, 35%, 20%). Av-Überleitungsstörungen, Rhythmusstörungen, Extrasystolen und Schenkelblockbilder kamen eindrucksmäßig nicht häufiger als in den vergleichbaren Altersgruppen einer allgemeinen internen Abteilung zur Beobachtung.

Leider ist es nicht möglich, entsprechende prozentuale Relationen für die klinische bzw. radiologische Symptomatologie und den Grad des Emphysems aufzustellen. Einen Eindruck vermitteln die Diagramme (Abb. 5 und 6), da sich die Gruppeneinteilung hauptsächlich auf die klinische Diagnose stützte und nur bei ganz groben Abweichungen das Ergebnis der spirographischen Funktionsprüfung mitberücksichtigt wurde. Nach unseren Erfahrungen besteht in der Gruppe der

klinisch leichten Emphyseme oft keine oder eine nur unwesentliche Ventilationsstörung. Die Beziehungen zwischen Grad des Emphysems und Veränderungen
der arteriellen Blutgase werden später besprochen.

E. Pathogenese und Pathophysiologie der Lungeninsuffizienz

1. Klassifikationsversuche

Die äußere Atmung hat für einen den jeweiligen Stoffwechselbedürfnissen des
Körpers angemessenen Gasaustausch zu sorgen. Ein unzureichender pulmonaler
Gasaustausch, ganz gleich welcher Genese, wird sich in Form einer ungenügenden
Sauerstoffaufnahme und/oder Kohlensäureabgabe auswirken und, sofern die
Funktionsstörung einen gewissen Grad erreicht hat, durch eine Verminderung der
Sauerstoffsättigung und/oder Erhöhung des Kohlensäuregehaltes im arteriellen
Blut zu erkennen geben. Es ist daher logisch, daß ROSSIER bei der Untersuchung
der Lungenfunktion vom arteriellen Blut als „Erfolgsorgan" der Lungenatmung
ausgeht [ROSSIER, BÜHLMANN, WIESINGER (1956)]. In diesem Sinne hat auch
ANTHONY (1934) von einer totalen respiratorischen Insuffizienz gesprochen, wenn
sowohl die Sauerstoffsättigung des Blutes als auch die Eliminierung der Kohlensäure ungenügend ist, von einer partiellen, wenn lediglich eine der beiden Funk-
tionen gestört ist.

Beim Studium der auf den arteriellen Blutgasen basierenden *Klassifikation der
Schweizer Schule* ist zu erkennen, daß die ursprüngliche Konzeption in mancher
Hinsicht ergänzt bzw. modifiziert worden ist: Den zwei Gruppen der *latenten* und
manifesten Insuffizienz werden als 3. Gruppe besondere *klinische Syndrome*
(spastisches Syndrom, Hyperventilationssyndrom, Totraumhyperventilations-
syndrom) und 4. eine überhaupt *nicht pulmonal bedingte Hypoxämie-Gruppe*
(„Pseudoinsuffizienz" als Folge einer verminderten Affinität des Hämoglobins
zum Sauerstoff durch Rechtsverschiebung der Sauerstoffdissoziationskurve bei
höherem Fieber und Sulfhämoglobinämien) beigeordnet. In der 1. Gruppe der
latenten Insuffizienz ist das arterielle Blut in Ruhe normal, obwohl Atemreserven
und Lungenvolumina meist deutlich eingeschränkt sind. Als Unterformen der
2. Hauptgruppe der manifesten Insuffizienz werden genannt die *Partialinsuffizienz*
(O_2-Sättigung in Ruhe erniedrigt, bei Arbeit gebessert, unter O_2-Atmung Anstieg
der Sättigung auf 100%; CO_2-Druck normal), die *Globalinsuffizienz* (O_2-Sättigung
vermindert, pCO_2 erhöht; unter O_2-Atmung Anstieg der O_2-Sättigung auf 100%
bei zusätzlicher CO_2-Retention infolge vertiefter alveolärer Hypoventilation), die
Diffusionsstörung (erniedrigte O_2-Sättigung infolge verkürzter Kontaktzeit zwischen Alveolarluft und Capillarblut; vollständige Aufsättigung unter O_2-Atmung;
pCO_2 normal oder meistens erniedrigt) und der *vasculäre Kurzschluß* (O_2-Sättigung
erniedrigt, keine vollständige Aufsättigung bei O_2-Atmung; pCO_2 normal).

Die fundierte Anwendung dieser Terminologie setzt ein in technischer und
personeller Hinsicht gut ausgerüstetes Laboratorium voraus, denn nur in Fällen
manifester Globalinsuffizienz mit erniedrigter O_2-Sättigung und erhöhtem CO_2-
Druck kommt man mit arteriellen Blutgasanalysen unter Ruhebedingungen aus.
Jedoch gehen erfahrungsgemäß chronische Lungenerkrankungen, vor allem die
vom restriktiven Typus, erst in fortgeschrittenen Stadien mit einer alveolären
Hypoventilation unter dem Bild der Globalinsuffizienz einher. In allen übrigen
Fällen mit einer isolierten Sauerstoffuntersättigung oder normalen Blutgaswerten
sind weitere Blutgasanalysen nach Sauerstoffatmung bzw. unter körperlicher Belastung für eine exakte Differentialdiagnose notwendig. Der dafür erforderliche
große Aufwand beschränkt die Klassifikation von ROSSIER auf größere Spezial-
laboratorien. Zu den Gruppenbezeichnungen *latente und manifeste Insuffizienz* ist

noch zu bemerken, daß ihnen *nicht*, wie es sonst meist in der Klinik getan wird, *ein Wertigkeitsbegriff* unterlegt werden darf, denn die latente Insuffizienz, die manifeste Partialinsuffizienz und die manifeste Globalinsuffizienz können vielfach weder dem zeitlichen Ablauf noch dem Schweregrad nach als aufeinander folgende und permanente Stadien angesehen werden. Ein Emphysematiker mit stärker eingeschränkten Atemreserven, jedoch noch normalen Blutgasen kann unter einem bronchopneumonischen Infekt durchaus von einem zum anderen Tag aus dem Stadium der latenten in das der manifesten globalen Insuffizienz und nach antibiotischer Therapie wieder in das frühere Stadium, aber, auch in das der manifesten Partialinsuffizienz überwechseln, sofern noch irgendwelche Residuen eine mehr oder minder ungleichmäßige Ventilation unterhalten. Das Beispiel des Emphysematikers ist vielleicht unglücklich gewählt, denn hier mag noch am ehesten ein gradueller Übergang aus dem Stadium der allmählichen Einschränkung der Atemreserven (latente Insuffizienz) in das einer zusätzlichen Störung des Belüftungs-Durchblutungsverhältnisses (Partialinsuffizienz) und final in das einer allgemeinen alveolären Hypoventilation (Globalinsuffizienz) erfolgen, während bei den restriktiven Ventilationsstörungen überraschend oft auch trotz stark eingeschränkter Atemreserven in Ruhe noch normale Blutgasverhältnisse, unter ansteigender Belastung aber rasch Veränderungen im Sinne einer Globalinsuffizienz (oder einer Diffusionsstörung) beobachtet werden können, ohne daß jemals isoliert eine nennenswerte Partialinsuffizienz abgegrenzt werden kann.

Gegen jeden Klassifikationsversuch der Lungeninsuffizienz — es gibt außer den bekanntesten aus den Arbeitskreisen von ROSSIER, BRAUER und COURNAND noch solche von BIRATH (1944, 1947), ORNSTEIN u. Mitarb. (1946), ARNAUD u. Mitarb. (1947) — können Einwände vorgebracht werden, da in jedem Fall eine Kompromißlösung zwischen den physiologischen bzw. pathophysiologischen Forschungsergebnissen und Methoden einerseits und den klinischen Erfordernissen und technischen Möglichkeiten andererseits gefunden werden muß.

Der *früheste Einteilungsversuch von* BRAUER (1932) geht von der Klinik aus, berücksichtigt aber ebenfalls spirometrische und blutgasanalytische Ergebnisse. An der Spitze der *6 Gruppen der respiratorischen Insuffizienz* steht die zentral bedingte infolge einer primären Schädigung der Atemzentren; es folgen als pulmonale Formen im eigentlichen Sinn die respiratorische Insuffizienz durch Behinderung der Atmung, durch Störungen der Luft- und Blutverteilung in der Lunge, durch komplette Absperrung von normal oder unzureichend durchbluteten Lungenabschnitten, durch Erniedrigung des Sauerstoffdrucks in der Einatmungsluft sowie durch Diffusionsstörungen infolge Pneumonose. Das Vorkommen von Diffusionsstörungen wurde auf Grund klinischer Krankheitsbilder postuliert, da ein direkter Beweis durch einen vergrößerten alveolär-arteriellen Druckgradienten, auf den u. a. JANSEN, KNIPPING und STROMBERGER (1932) aufmerksam machten, damals aus technischen Gründen noch nicht erbracht werden konnte und auch heute noch eine sehr komplizierte Methodik erfordert. In der Folgezeit wandte sich die Schule BRAUER/KNIPPING vorwiegend Fragen der respiratorischen Arbeitsinsuffizienz und ihrer Abgrenzung gegenüber der kardialen Rechts- und Linksinsuffizienz unter Belastung zu. Durch spiroergometrische Untersuchung und Erfassung eines spirographischen O_2-Defizits läßt sich nach VALENTIN und VENRATH (1952) die respiratorische Insuffizienz in eine primär pulmonale und eine primär kardiale, sekundär respiratorische Form aufteilen.

Für die qualitative und quantitative Beurteilung der Lungeninsuffizienz und ihrer Unterformen bewährt sich in der Klinik zweifellos sehr gut die 1941 von COURNAND und RICHARDS vorgeschlagene und 1948 von BALDWIN, COURNAND und RICHARDS neu formulierte Klassifikation:

Tabelle 5. *Klassifikation der Lungeninsuffizienz nach* Baldwin, Cournand *und* Richards *(1948)*

Form	Art der Störung	Leitsymptom

1. Ventilatorische Insuffizienz
    a) Restriktive Form
    b) Obstruktive Form
	mechanisch	Dyspnoe

2. Alveolo-respiratorische Insuffizienz
    a) Verteilungsstörung
    b) Diffusionsstörung
	mechanisch und
	physikalisch-
	chemisch
		Anoxie, Hyper-
		ventilation

Die im früheren Schema als dritte Form genannte kombinierte ventilatorische und alveolorespiratorische Insuffizienz ist nach Ansicht der Autoren überflüssig, da fast in jedem klinischen Fall eine solche Kombination vorliegt und eine reine ventilatorische Insuffizienz nur selten, eine reine alveolorespiratorische Insuffizienz praktisch nie zur Beobachtung gelangt. Als vierte Kategorie war ursprünglich die kombinierte kardio-pulmonale Insuffizienz aufgeführt, jedoch wurde diese Einreihung als verfrüht angesehen, weil die gegenwärtigen Untersuchungsmethoden noch nicht für eine pathophysiologisch befriedigende Integration der normalen und gestörten Herz-Kreislauf- und Lungenfunktion ausreichen.

Wegen der Beschränkung auf die Lungenfunktion im engeren Sinne und auf Herz-Kreislauf-Störungen, soweit sie unmittelbar die Ventilation und den pulmonalen Austausch beeinträchtigen, wurde der umfassende Begriff der respiratorischen Insuffizienz, den Brauer (1932) vorgeschlagen hatte, durch den der *Lungeninsuffizienz* ersetzt. In dieser Klassifikation, die physiologisch-anatomisch orientiert ist und von der Frage nach dem Ventilationserfolg und der Güte der intrapulmonalen Verteilung ausgeht, werden relativ einfach faßbare *mechanische Aspekte* entsprechend ihrer Bedeutung bei chronischen Lungenerkrankungen *in den Vordergrund* der Betrachtung gestellt.

Zweifellos finden sich in großen Krankengruppen zahlreiche Patienten mit diskreten funktionellen Störungen unter dem Bild einer leichten Ventilationsbehinderung, seltener fortgeschrittene Ventilationsstörungen ohne oder mit verschlechterter alveolärer Luftdurchmischung und, sofern es sich nicht um ein ausgesuchtes Krankengut handelt, am wenigsten häufig schwere Funktionsausfälle mit Blutgasveränderungen im Sinne einer *respiratorischen Acidose.* Letztere tritt erst dann auf, wenn ein *grobes Mißverständnis zwischen Ventilationseffekt und Atemarbeit* besteht und auch die extrapulmonalen Regulationsmechanismen des Organismus (z. B. Verschiebung im Säure-Basen-Haushalt, Linksverschiebung des Sauerstofftransportes auf den steileren Schenkel der Dissoziationskurve durch vermehrte periphere Sauerstoffutilisation) nicht mehr ausreichen. In der Klinik gelangen vorwiegend leichte und mittelschwere chronische Lungenfunktionsstörungen zur Beobachtung, und sehr oft ist die Frage zu beantworten, *ob überhaupt eine pulmonal bedingte Störung* vorliegt. Da Blutgasanalysen in diesen Fällen nur ausnahmsweise eine Klärung geben können, scheint es für praktisch-klinische Belange sinnvoller, mit den einfachen Methoden zur Untersuchung der Ventilation zu beginnen und die technisch schwierigen, umständlichen und für den Patienten eingreiferenden Verfahren in Zweifelsfällen anzuschließen.

Wegen der prinzipiellen Bedeutung dieser Fragen war eine ausführliche Besprechung notwendig. Im Hinblick auf die eigenen Untersuchungsergebnisse (Abb. 23) ist die gute Übereinstimmung mit der amerikanischen Einteilung der Ventilationsstörungen in *obstruktive und restriktive Formen* bemerkenswert. Aus dem Verhalten von Vitalkapazität, exspiratorischem Atemstoß (Tiffeneau) und Atemgrenzwert kann mit großer Sicherheit auf ein Emphysem bzw. Asthma oder aber eine restriktive Störung mit vorwiegender Inspirationsbehinderung geschlossen werden, besonders wenn gleichzeitig die Größe des Residualvolumens, das Ergebnis des Adrenalinversuches und die Form des Spirogramms berücksichtigt werden. Eine partielle oder totale *Verlegung der Bronchien* kann zwar in einer großen Anzahl von Krankheiten vorkommen, berücksichtigen wir jedoch nur die obstruktiven Prozesse peripher von der Bifurkation der Trachea, so bleiben im wesentlichen das *Lungenemphysem*, das *Asthma bronchiale* und die *spastische Bronchitis* zurück. Sonstige nicht zu ausgedehnte entzündliche und tumoröse Lungenprozesse sind funktionell von untergeordneter Bedeutung. In der Gruppe der *restriktiven Ventilationsstörungen* ist die Ventilationskapazität herabgesetzt infolge Funktionsminderung oder schlechter Koordination der Respirationsmuskulatur und des Zwerchfells: Poliomyelitis und neuromuskuläre Ausfälle, Zwerchfellhochstand bei Ascites und raumbeengenden Prozessen im Abdomen, Phrenicusquetschung, Pneumoperitoneum, Einschränkung der Zwerchfellbeweglichkeit durch Pleuritis und Folgezustände, Thorax- und Wirbelsäulenveränderungen (Thoraxstarre, Spondylarthritis, Kyphoskoliosen, Zustände nach Thoracoplastik), ferner durch Lungenresektionen und alle Krankheitszustände, welche eine Verminderung der Lungenelastizität nichtemphysematöser Natur (Lungengerüstsklerosen) verursachen.

Sowohl emphysematöse als auch fibröse Lungenerkrankungen beeinträchtigen die elastischen Eigenschaften und die Retraktionskraft der Lungen, aber in unterschiedlicher Weise, wie aus den zahlreichen Arbeiten über die Atemmechanik und die elastischen bzw. nichtelastischen Eigenschaften des Thorax und des Lungengewebes sowie über die intrabronchialen Strömungswiderstände zu ersehen ist [ROHRER (1951); v. NEERGARD und WIRZ (1927); FLEISCH (1934); VUILLEUMIER (1944); BAYLISS und ROBERTSON (1939); RAHN, OTIS, CHADWICK und FENN (1946); PROCTOR, HARDY und MCLEAN (1950); MEAD, LINDGREN und GAENSLER (1955); NIMS, CONNER und COMROE (1955); FRY, EBERT, STEAD und BROWN (1954); CHRISTIE (1953); MARSHALL und DUBOIS (1956); MCILROY u. Mitarb. (1956a—c); CHERNIAK (1956); LOTTENBACH, NOELPP-ESCHENHAGEN und NOELPP (1956)].

Spirographisch sind die *obstruktiven Ventilationsstörungen* gekennzeichnet durch eine mäßige Verminderung der Vitalkapazität zugunsten einer Vermehrung des Residualvolumens, eine normale Totalkapazität, Verlängerung der Mischungszeit, stärkere Herabsetzung der dynamischen Atemgrößen (Tiffeneau-Test und Atemgrenzwert) sowie eine Verlegung der forcierten Atmung in die Inspirationslage ("air trapping", charakteristische Form des Atemgrenzwertes). Die *restriktiven Ventilationsstörungen* weisen meist eine unverhältnismäßig stark verminderte Vitalkapazität, ein absolut erniedrigtes Residualvolumen, infolgedessen auch eine verminderte Totalkapazität, eine normale oder verkürzte Mischungszeit, ferner ein divergentes Verhalten des prozentualen Tiffeneau-Testes und Atemgrenzwertes auf. In den nicht durch Emphysem komplizierten Fällen stellt die *Mehrzahl der restriktiven Formen eine reine Ventilationsinsuffizienz* ohne nachweisbare Verteilungs- oder Diffusionsstörung dar. Der *Adrenalinversuch* fällt bei obstruktiven Formen oft positiv, bei restriktiven fast immer negativ aus.

Nun interessiert den Kliniker nicht so sehr die prinzipielle Gültigkeit dieser Einteilung, sondern ob die genannten Kriterien auch für den *Einzelfall* gelten bzw. wann und warum mit Abweichungen zu rechnen ist. Im Hinblick auf diese Fragen wurden die technischen Einzelheiten der Spirometrie und die diagnostische Bedeutung der Totalkapazität und ihrer Anteile sowie der dynamischen Atemgrößen bereits eingehend besprochen. Es wurde auch darauf hingewiesen, daß die alleinige Größenbestimmung des Raumes, der für die Ventilation zur Verfügung steht, wegen der normalerweise großen biologischen Variationsbreite nicht zuverlässig interpretiert werden kann. Als noch unzuverlässiger erweisen sich bei isolierter Betrachtung die Größen der Ruheventilation, da unter und infolge der spirometrischen Untersuchung Gesunde und Kranke gleichermaßen hyperventilieren und keine sicheren Unterscheidungsmerkmale einer affektbedingten Hyperventilation bekannt sind. Dagegen können die Werte der forcierten Atmung (Atemgrenzwert und Tiffeneau-Test) allein, in Kombination mit dem Quotienten Residualvolumen/Totalkapazität und unter Berücksichtigung der klinischen und röntgenologischen Ergebnisse als sehr zuverlässige Hilfsmittel angesehen werden.

Allerdings muß gefordert werden, daß sich die Interpretation nicht auf einige Zahlen stützt, die durch das technische Hilfspersonal geliefert werden, sondern die Untersuchungstechnik und die Mitarbeit des Untersuchten müssen bekannt sein. Ferner ist der Aspekt der spirographischen Kurve wichtig. Ein Teil der negativen Urteile über die Spirometrie ist sicher auf die Nichtbeachtung dieser Faktoren zurückzuführen. Es wurde in Abb. 2 demonstriert, daß sich z. B. das Bild des Atemgrenzwertes bei sehr schneller Atmung ändert, da die Frequenz bei gleichbleibender maximaler Anstrengung nur auf Kosten der Atemtiefe gesteigert werden kann und auch der Gesunde gegenüber den mit dem Quadrat der Stromgeschwindigkeit [FLEISCH (1934)] steil ansteigenden Strömungswiderständen in den Atemwegen und dem Spirometer in die Inspirationslage ausweicht. CURTIS, RASMUSSEN und MENDENHALL (1955) fanden bei 150 Fällen von histologisch nachgewiesenem Emphysem diese Verlegung der forcierten Atemleistungen als Ausdruck von "air trapping" signifikanter als die Reduktion des Atemgrenzwertes, welche nur in 61% der 150 Emphysempatienten nachgewiesen werden konnte. Die Zahl von 61% ist weniger ungewöhnlich, wenn hinzugefügt wird, daß es sich fast ausschließlich um Patienten mit Lungentuberkulose handelte und sich die histologische Emphysemdiagnose auf das Resektionspräparat stützte. Es erscheint in diesem Zusammenhang notwendig, auf die Pathogenese des Emphysems einzugehen, da damit zweifellos das zentrale Problem der klinischen Pathophysiologie der Atmung berührt wird.

2. Pathogenese des Emphysems

Die Diskussion über das Lungenemphysem wurde in den vergangenen Jahrzehnten hauptsächlich von *Morphologen* und morphologisch orientierten Klinikern geführt, obgleich anerkannt wurde, daß Überblähungszustände der Alveolen auch rein funktioneller Natur sein können. Einen Hinweis auf die pathogenetischen Vorstellungen gibt die *Terminologie*: Hypertrophisches, atrophisches, essentielles, substantielles, strukturelles, alveoläres, vesiculäres, inspiratorisches, exspiratorisches, irreversibles und obstruktives Emphysem.

In einer Übersicht von LOTTENBACH (1956) werden — von den interstitiellen Formen, die hier nicht interessieren, abgesehen; vgl. Übersichten von HERRNHEISER und WHITEHEAD (1953) und MATTS (1957) — folgende *Emphysemformen* unterschieden: Das funktionelle (akut-vesiculäre), das chronisch-substantielle (chronisch-vesiculäre, chronisch-hypertrophische, chronisch-idiopathische, strukturelle, obstruktive), das kompensatorische (vikariierend-sekundäre), das senile (atrophische), das bullöse Emphysem und das Emphysem bei Thoraxdeformitäten.

Vom *funktionellen* Standpunkt aus ist die amerikanische, von KOUNTZ und ALEXANDER (1933, 1934) vorgeschlagene Einteilung der Lungenemphyseme in *obstruktive Formen* und solche *ohne Obstruktion* von besonderer Bedeutung. Der nichtobstruktive Typ umfaßt das senile Emphysem, das Emphysem bei Thoraxdeformitäten [FREUND (1914), LOESCHKE (1928)] und das kompensatorische Emphysem bei Pneumokoniosen, Morbus Boeck, schrumpfenden Tuberkulosen und sonstigen fibrösen Lungenprozessen, wobei aber besonders bei den Pneumokoniosen fließende Übergänge zum chronisch-substantiellen Emphysem bestehen

[HUSTEN (1956)]. Der obstruktive Emphysemtypus ist gekennzeichnet durch eine funktionelle oder organische Bronchialstenose, umfaßt mithin das Dehnungsemphysem infolge Asthma bronchiale und spastischer Bronchitis sowie das eigentliche chronisch-substantielle Lungenemphysem mit irreparablen Parenchymveränderungen und Störungen der Blutversorgung, außerdem das bullöse Emphysem, soweit es die letzte Entwicklungsstufe einer erworbenen exspiratorischen Ventilstenose im Bronchus und nicht etwa primär eine kongenitale Cystenbildung darstellt.

Dieses einfache Schema berücksichtigt nur begrenzt die morphologischen Grundlagen der Ventilationsstörungen des Emphysems, die unlängst von GIESE (1956) referiert wurden. Es trägt aber dem Umstand Rechnung, daß die Zunahme des Residualvolumens und die Abnahme der übrigen statischen Volumina oft nicht mit den dynamischen Ventilationsgrößen korreliert ist. In *ätiologischer* Hinsicht bestehen enge Beziehungen zwischen entzündlichen Veränderungen der Bronchialschleimhaut bzw. bronchospastischen Zuständen und den funktionell-klinischen Manifestationen des obstruktiven Lungenemphysems.

LOESCHKE hat sich bereits 1928 dazu geäußert: „Ein großer Teil der anatomisch hochgradigen Emphyseme bleibt dem Kliniker verborgen, oder wenigstens hat er durchaus keine Möglichkeit, sich ein quantitatives Urteil über den Grad der Lungenveränderungen zu machen. die nachher bei der Obduktion gefunden werden; das gilt vor allem für jene Altersemphyseme, die nicht durch begleitende Bronchitiden kompliziert sind. Andererseits diagnostiziert der Kliniker häufig die schwersten — klinischen — Emphyseme und der Anatom findet nichts als eine geblähte Lunge ohne Atrophie, aber mit starken Bronchialveränderungen."

Vom klinischen Standpunkt aus ist es wenig sinnvoll, darüber zu diskutieren, ob unter den pathogenetisch wichtigen Faktoren des Emphysems die *Atrophie*, die *Anämie* oder die *Dehnung* bei einer angeborenen oder erworbenen Schwäche der elastischen Gewebe oder aber infolge einer Störung der Atmungsvorgänge an erster Stelle steht [HERBST (1931)]. Die *allen* Emphysemformen gemeinsame Überblähung des Alveolarraumes resultiert nach SEGAL und DULFANO (1953) immer aus einer *Störung der Druckverhältnisse* während der Respiration, und zwar der Drucke in den Alveolen und dem Pleuraraum einerseits oder in den Alveolen und den großen Bronchien andererseits. Unter normalen Umständen besteht keine wesentliche Druckdifferenz zwischen den Alveolen und der Trachea und eine nur geringe variable Druckdifferenz zwischen den Alveolen und dem Pleuraraum. Chronisch *vermehrter negativer Druck im Pleuraraum* infolge primärer Thorax- und Wirbelsäulenveränderungen oder infolge einer sonstigen an der Oberfläche der Lunge angreifenden peripher gerichteten Zugspannung (sekundär nach Atelektase, schrumpfenden Lungenprozessen, Fibrosen, Lappenresektion, Verziehung des Mediastinums infolge Pleuraschwarten) kann zur Entwicklung eines partiellen oder totalen Emphysems vom nichtobstruktiven Typ führen. Bei akuten oder chronischen partiellen Bronchostenosen besteht dagegen eine *abnorme Druckdifferenz* zwischen den *Alveolen und den großen Bronchien,* und zwar ist trotz eines erhöhten exspiratorischen Alveolardruckes die Exspiration nicht ganz vollständig. Eine chronische *Druckerhöhung im Alveolarraum* mit "air trapping" führt nach und nach zu Gefügedilatation und innerem Umbau des Acinus und zieht eine Druckabnahme und Verminderung der Lungenelastizität nach sich. Wenn mehrere Alveolen konfluieren, ergibt sich ein Mißverhältnis zwischen der darin enthaltenen Luftmenge und dem nicht erweiterten Bronchiolus terminalis [GIESE (1956)], d. h. es entsteht eine *funktionelle Stenose.* Beim Versuch, den alveolaren Exspirationsdruck durch eine forcierte Exspiration zu steigern, kann der *Ventilmechanismus* durch zusätzliche Bronchuskompression verstärkt in Erscheinung treten.

In diesem Zusammenhang ist von Bedeutung, daß auch normalerweise die Bronchien inspiratorisch länger und weiter, exspiratorisch kürzer und enger werden; die Streckbewegung der größeren Bronchien [Macklin (1929)], auf die Rohrer bereits 1915 hingewiesen hat, ist ausgiebiger in den zwerchfellnahen Abschnitten der Unterlappen, die Erweiterung der Bronchiolen im Lungenmantel relativ größer als die der Bronchien [Huizinga (1927), Schmidt (1952)]. Di Rienzo (1949) und Stutz (1949, 1950, 1951) haben diese Verhältnisse bronchographisch dargestellt und gezeigt, daß bei starker Druckzunahme außerhalb des Bronchus während des Hustenstoßes die Bronchiallumina stark verengt werden. Beim chronisch-substantiellen Emphysem verursacht die kräftige Exspiration unter Umständen, wie Herzog (1954) bronchoskopisch nachweisen konnte, einen *Kollaps der Bronchien*, welche infolge des Elastizitätsverlustes vielfach mangelhaft fixiert sind. Für das spirographische Symptom des "air trapping" beim chronischen Emphysem mögen derartige morphologische Alterationen des Lungengewebes eine Rolle spielen, sie brauchen es aber nicht, denn "air trapping" wird in gleicher Weise auch im bronchialasthmatischen Anfall und sogar bei latenter spastischer Bronchitis beobachtet.

3. Pathophysiologie beim Asthma bronchiale und Emphysem

Scherrer, Kostyal u. Mitarb. (1956) untersuchten mittels Oesophagusdruckmessung und Pneumotachographie die *Atemmechanik provozierter Asthmaanfälle* an 8 Patienten. Sie fanden im Anfall eine Erhöhung der an den Lungen geleisteten Atemarbeit auf das Fünffache, wobei diese vermehrte Atemarbeit zu gleichen Teilen gegen Reibungswiderstände in den Geweben und gegen elastische Widerstände in den Bronchien aufgebracht werden mußte. In Übereinstimmung mit den Ergebnissen zahlreicher Autoren [McIlroy und Marshall (1956c); Dean und Visscher (1941); Dornhorst und Leathart (1952); Mead und Whittenberger (1953); Dubois, Botelho und Comroe (1956); Otis und McKerrow (1954)] war der dynamische Volum-Druck-Koeffizient [= "compliance" von Mead und Whittenberger (1953)] stark erniedrigt, was einer *Erhöhung des elastischen Widerstandes* gleichkommt. Das funktionelle Residualvolumen war auf das 1,5- bis 2,5fache des Ausgangswertes erhöht.

Pathophysiologisch stellt der Asthmaanfall einen komplexen Regulationsmechanismus als Reaktion auf die akute, mehr oder weniger diffuse Obstruktion der peripheren Bronchien durch Spasmen, Ödem und Hypersekretion dar [Scherrer, Kostyal u. Mitarb. (1956)]. Beim Gesunden erfolgt die Inspiration aktiv, die Exspiration ist dagegen passiv (gespeicherte potentielle Energie in der Thoraxwand und dem elastischen Lungenstützgerüst, natürliche Retraktionskraft der Lungenalveolen [v. Neegard (1935)], die Atmung ist ökonomisch. Bei Bronchialkonstriktion kann das auszuatmende Luftvolumen bei ebenfalls passiver Exspiration nur mit sehr geringer Stromgeschwindigkeit die engen Bronchien passieren, die exspiratorische Atemphase wird verlängert, die Atmung vertieft. Als nächstes wird eine Erhöhung der Atemmittellage und Zunahme der funktionellen Residualkapazität beobachtet. Dadurch wird das Bronchialkaliber dank der Anpassung des radiär ansetzenden Stützgerüstes der Lungen erweitert, die Reibungswiderstände werden geringer. Mit der Einstellung auf ein erhöhtes Inspirationsniveau wird gleichzeitig mehr elastische Energie gespeichert und der nachfolgenden Inspiration zur Verfügung gestellt. Der passive Charakter der Exspiration kann aber nur bis zu einem gewissen Grade durch diese einfachen Mechanismen (Vertiefung der Atmung, relative und absolute Verlängerung der Exspiration, Hebung der Atemmittellage) gewahrt werden, denn die beschriebene *ökonomische Umstellung* wird mit *vermehrter inspiratorischer Atemarbeit* und *verschlechterter alveolärer Ventilation* erkauft. Im Falle ausgedehnter und schwerer Bronchokonstriktion muß schließlich auch die Exspirationsmuskulatur zur aktiven Kompression der Lunge eingesetzt werden. Ob beim Asthma der intrathorakale Überdruck und die unter Druck stehenden „Alveolarluftkissen die umliegenden Bronchien endexspiratorisch zum Einsintern bringen" [SCHERRER, KOSTYAL u. Mitarb. (1956)], kann nur vermutungsweise geäußert werden.

Temporär lassen sich die spirographischen Zeichen der asthmatischen Ventilationsstörung durch *experimentelle exspiratorische Stenosen* nachahmen. Bei älteren Personen erfolgt die Kompensation von Extrawiderständen grundsätzlich in der gleichen Weise wie bei jüngeren, aber weniger vollkommen und zeitlich begrenzt. Der Übergang in die Dekompensation unter dem Bilde der alveolären Hypoventilation kündigt sich durch eine Beschleunigung der Atemfrequenz bei zunehmender Verflachung der Atmung und Verschiebung in eine extreme inspiratorische Lage an [GOTHE, HAMM und KLEINSORG (1957)]. Eine respiratorische Acidose ist unvermeidlich, sobald der erhöhte Ventilationseffekt durch den überhöhten Energieverbrauch der Atmungsmuskulatur zunichte gemacht wird. Nach COURNAND und RICHARDS (1954) steigen bei bronchialer Obstruktion die Sauerstoffaufnahme und CO_2-Produktion mit zunehmender Ventilation exponentiell an.

FRY, EBERT, STEAD und BROWN (1954) haben an Gesunden und Emphysematikern vergleichende Untersuchungen mittels der gleichen Methodik wie SCHERRER, KOSTYAL u. Mitarb. an Asthmatikern durchgeführt. Die Ergebnisse lassen erkennen, daß die Verhältnisse beim *Asthma und Emphysem grundsätzlich gleich* sind.

Wie Abb. 27 zeigt, muß auch

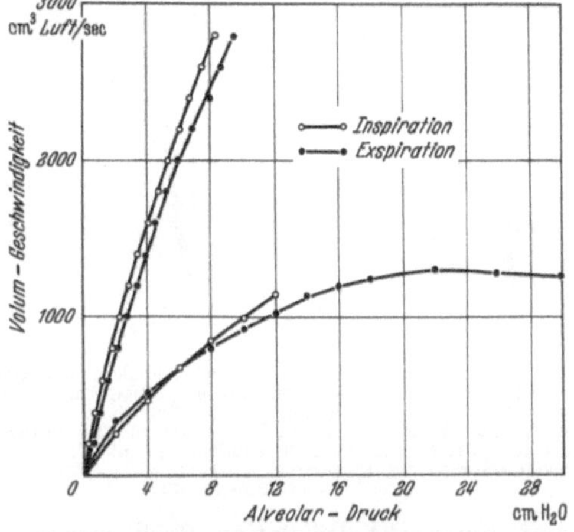

Abb. 27. Beziehung zwischen Volumgeschwindigkeit und Alveolardruck in der In- und Exspiration bei normalen Versuchspersonen (steile Kurven) und Emphysematikern (flache Kurven); beim Normalen nimmt die Volumengeschwindigkeit mit zunehmendem Alveolardruck wesentlich mehr zu als beim Emphysematiker. [Nach FRY, EBERT, STEAD und BROWN (1954)]

bei Gesunden das Druckgefälle für ein definiertes Strömungsvolumen während der Exspiration etwas höher sein. Bei Kranken mit Emphysem sind für beide Atemphasen wesentlich höhere Drucke erforderlich. Bei einem exspiratorischen Alveolardruck von etwa 18 cm H_2O wird der Punkt erreicht, an dem ein weiterer Druckzuwachs praktisch wirkungslos ist. Aus den Verhältnissen unter Argon-Sauerstoffatmung leiteten FRY u. Mitarb. ab, daß die Gewebsdeformationswiderstände bei Gesunden und Emphysematikern unwichtig sind und die Widerstandserhöhung weitgehend durch laminäre und turbulente Strömung zustande kommt.

Die Beziehungen zwischen *Volumdruckgeschwindigkeit* und *Höhe der Atemmittellage* in den beiden Atemphasen werden in Abb. 28 für Gesunde und in der folgenden Abb. 29 für Emphysemkranke demonstriert. Die Volumgeschwindigkeit von Gesunden und Emphysematikern wird in der *Inspiration* durch die Position des Thorax nur mäßig beeinflußt. Während der *Exspiration* nimmt offensichtlich auch schon beim Gesunden unterhalb der funktionellen Residualkapazität, d. h. unterhalb der üblichen respiratorischen Atemlage, der Strömungswiderstand rasch zu. Beim Emphysematiker zeigen die Volumdruckgeschwindigkeitskurven in den drei geprüften Dehnungslagen der Lunge eine asymptotische Neigung, welche aber in der normalen und erniedrigten Respirationslage bei zunehmend geringeren Volumgeschwindigkeiten in Erscheinung tritt. Aus der letzten Kurve kann zwanglos abgeleitet werden, daß Emphysematiker von einem bestimmten Punkt ab auch durch maximale Dehnung des Thorax und der Lungen und durch weitere Steigerung der Alveolardruckes das exspiratorische Strömungsvolumen nicht mehr zu steigern vermögen. Diese Feststellungen sind zusammen mit der Angabe, daß von einer bestimmten Erhöhung der Atemarbeit ab der Ventilationszuwachs durch den exponentiell ansteigenden Energieverbrauch zunichte gemacht wird, für die Frage des *Atemantriebs beim Lungenemphysem* von großer Bedeutung. Es könnte durchaus sein, daß die bei fortgeschrittenen Fällen von Lungenemphysem mit Hyperkapnie gegenüber Gesunden verminderte Ventilationssteigerung unter CO_2-Inhalation doch *primär einer ventilatorischen Insuffizienz* zur Last gelegt werden muß. Die meisten Autoren haben bisher den geringen Anstieg des Atemminutenvolumens unter CO_2-Atmung trotz zusätzlicher starker

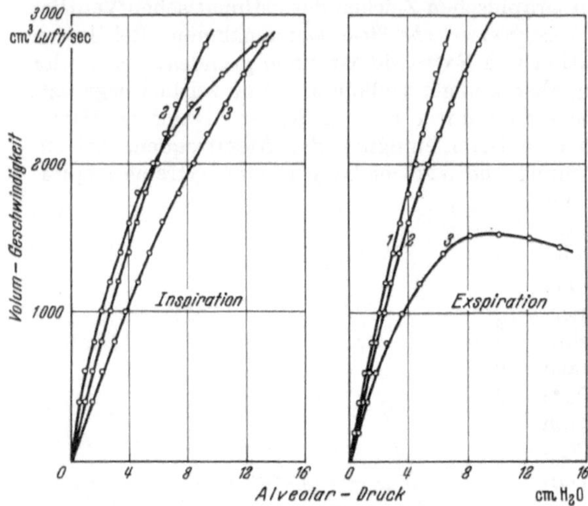

Abb. 28. Beziehung zwischen Volumgeschwindigkeit und Alveolardruck in der Inspiration (links) und Exspiration (rechts) bei *Verschiebung der Respirationslage*. 1 = Oberhalb, 2 = im Bereich, 3 = unterhalb der funktionellen Residualkapazität. Mittelwerte von 3 *normalen* Versuchspersonen. Bei verringerter Lungenfüllung nimmt die Volumgeschwindigkeit während der Exspiration stark ab. [Nach FRY, EBERT, STEAD und BROWN (1954)]

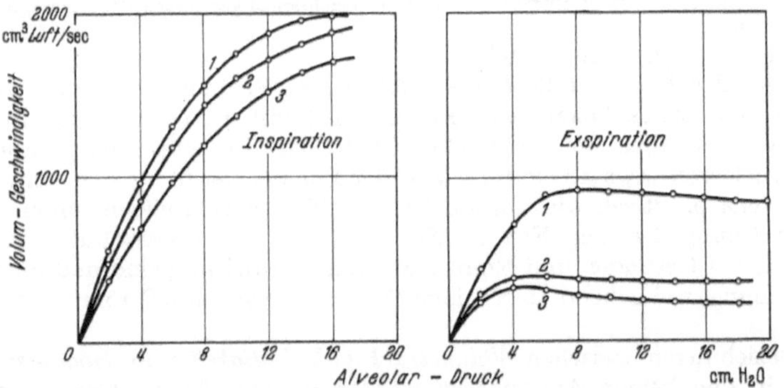

Abb. 29. Mittlere Volumgeschwindigkeitsdruckbeziehung bei 4 *Emphysematikern* unter den Bedingungen der vorhergehenden Abbildung. Die Volumgeschwindigkeit nimmt mit abnehmender Lungenfüllung für einen gegebenen Alveolardruck ab. Die Verringerung der Strömungswiderstände durch Anhebung der Atemlage ist in der Exspiration besonders eindrucksvoll (Kurve 1 rechte Hälfte). [Nach FRY, EBERT, STEAD und BROWN (1954)]

Erhöhung des arteriellen P_{CO_2} mit einer verminderten *Empfindlichkeit des Atemzentrums* erklärt [SCOTT (1920); DONALD und CHRISTIE (1949); PRIME und WESTLAKE (1954); JULICH (1952, 1953, 1956); TENNEY (1954); ALEXANDER,

WEST, WOOD und RICHARDS (1955); FISHMAN, SAMET und COURNAND (1955)].
Dafür sprechen die Untersuchungen bei Cushing-Kranken [ALEXANDER, WEST,
WOOD und RICHARDS (1955)] und die oft zitierten Befunde von K. E. SCHÄFER
(1949) an Gesunden, bei denen nach mehrtägigem Aufenthalt in CO_2-reicher Luft
ebenfalls eine Abflachung und Rechtsverschiebung der CO_2-Atmungskurve gefunden wurde. Die Auffassung von der unzureichenden Beantwortung zentraler
Impulse durch den peripheren Atmungsapparat kann sich auf neuere Untersuchungen von CHERNIACK und SNIDAL (1956) berufen. Diese Autoren sahen
nämlich bei Gesunden, deren Ventilationskapazität — gemessen an der Vitalkapazität und dem Atemgrenzwert — durch experimentelle Atemstenosen gesenkt
und an die von Emphysematikern angeglichen worden war, keine signifikanten
Differenzen der CO_2-Atmungskurven gegenüber einer Emphysemgruppe. SCHWAB
(1957) hat diese Fragen im Zusammenhang mit Untersuchungen über die Wirkung
von Diamox eingehend besprochen und sich dazu folgendermaßen geäußert:
„Von einer bestimmten Erhöhung der Atemarbeit ab wird die Beantwortung
zentraler Impulse durch den peripheren Atmungsapparat unzureichend, so daß
P_{CO_2} ansteigt. Bei länger bestehender Hyperkapnie entwickelt sich eine Abnahme
der Empfindlichkeit des Az., wodurch die Ventilation weiter abnimmt."
  Die Besprechung der Pathogenese und Pathophysiologie obstruktiver Ventilationsstörungen soll mit einem Hinweis auf die alte Streitfrage abgeschlossen
werden, ob für die Exspirationsbehinderung beim Asthma eine ventilartige
Bronchialverengerung [BIERMER (1854)] oder der Krampf der Inspirationsmusku-
latur, besonders des Zwerchfells [WINTRICH (1854)], von entscheidender Bedeutung ist. Durch Untersuchungen von WYSS (1955) ist diese Diskussion erneut
belebt worden. Nach seiner Auffassung spielt neben der Erhöhung der Bronchial-
widerstände auch ein inspiratorischer *Zwerchfellkrampf*, reflektorisch von Receptoren in den geschädigten Bronchien ausgelöst, eine große Rolle. Die spastischen
Bronchien und die in ihnen befindlichen Receptoren sollen weniger gedehnt und
dadurch die physiologische Bremsung des zentralen Inspirationstonus abge-
schwächt oder aufgehoben werden. Bronchospasmolytica normalisieren den Tonus
der Bronchien und bewirken auf diesem Wege ebenfalls die Lösung des Zwerchfell-
krampfes. Versuche, den vegetativen Reflex Bronchien-Zwerchfell medikamentös
zu beeinflussen [BUCHER (1952) hat z. B. zur Erhöhung der Empfindlichkeit der
Dehnungsreceptoren Trichloräthylen vorgeschlagen], scheinen einstweilen wenig
erfolgreich zu sein.
  Mit den Hinweisen auf die Atemdynamik beim Asthma und obstruktiven
Emphysem sollte die nahe Verwandtschaft dieser Krankheiten, zu denen als
Zwischenform die *chronische spastische Bronchitis* gehört, aufgezeigt werden.
CHRISTIE (1944) hat das anders ausgedrückt und gesagt, daß fast alle Patienten
mit einem obstruktiven Emphysem entweder an chronischer Bronchitis oder
Asthma bronchiale leiden. Obgleich auch von anderen Autoren wie LISTER (1955),
SLUITER und ORIE (1956), ZUIDEMA (1956), LÖFFLER (1956), ROSSIER, BÜHLMANN,
SCHAUB und LUCHSINGER (1955) auf diese nosologische Einheit hingewiesen worden
ist, wird sie in diagnostischer und prophylaktisch-therapeutischer Hinsicht viel-
fach nicht entsprechend beachtet.
  Die *klinische Emphysemdiagnose* muß notgedrungen unzuverlässig sein
[FLETCHER (1952)], wenn sie sich auf die Form und Beweglichkeit des Thorax, die
physikalisch-akustischen Zeichen und die röntgenologischen Kriterien verläßt und
nicht sorgfältig nach einer abakteriellen oder sekundär infizierten asthmoiden
Bronchitis geforscht wird. Eines der besten klinisch-röntgenologischen Merkmale
des chronischen Lungenemphysems ist die starke *Verminderung der Zwerchfellbeweglichkeit* [PODKAMINSKY (1929); SEGAL und DULFANO (1953); WADE und

23*

Gilson (1951); Whitfield, Smith u. Mitarb. (1951); Herxheimer (1949); Lottenbach (1956); Löffler (1956)], während der Zwerchfelltiefstand von vielen konstitutionellen und exogenen Faktoren, darunter auch vom Bauchdeckentonus [Zdansky (1951)], abhängig ist. Elektrokardiographische Veränderungen im Sinne einer *Rechtshypertrophie* können prinzipiell erst in dem späten Stadium der pulmonalen Hypertonie als Folge einer chronischen alveolären Hypoventilation erwartet werden; ihr Nachweis ist auch dann bisweilen schwierig, wie eingehend besprochen worden ist.

Unterstellt man als richtig, daß Bronchialspasmen und chronische Bronchitiden für die Entstehung und den funktionellen Status des chronisch-obstruktiven Emphysems die größte Rolle spielen, so wird man auch nicht erwarten können, eine allgemein gültige Relation zwischen den klinisch-röntgenologischen Befunden und den Ergebnissen der Lungenfunktionsprüfung zu finden. Es muß in diesem Zusammenhang an die außerordentlich unterschiedliche, von Tag zu Tag wechselnde Funktion der Asthmatiker im beschwerdefreien Intervall erinnert werden. Eine *Einteilung des Emphysems* entsprechend der Größe des *Residualvolumens* in leichte, mittelgradige, fortgeschrittene und schwere Formen [25—35—45—55% und über 55%; Bolt (1954)] berücksichtigt die funktionellen Momente des obstruktiven Emphysems sicher zu wenig, da auch bei nicht-obstruktiven Formen, wie dem senilen oder unkomplizierten kompensatorischen Emphysem, erhöhte Residualvolumina vorkommen können. Höhere absolute und relative Werte (über 45%) finden sich allerdings fast ausschließlich bei chronisch-obstruktivem Lungenemphysem, während niedrigere nur dann in diesem Sinne gewertet werden dürfen, wenn gleichzeitig eine starke Einschränkung der Atemreserven festgestellt wird und sich letztere unter intensiver bronchospasmolytischer Therapie nicht weitgehend normalisieren. Bei den nichtobstruktiven Emphysemformen kommen nicht selten Residualvolumina um 40% der Totalkapazität bei relativ wenig reduziertem exspiratorischem Atemstoß und Atemgrenzwert vor; Adrenalin ist in diesen Fällen unwirksam.

Die *Wirkung von Adrenalin* auf die Respirationsorgane ist komplexer Natur. Es ist sichergestellt, daß Adrenalin und seine Derivate einen konstriktorischen Effekt auf die Lungengefäße und einen dilatatorischen auf die Bronchien ausüben [Bühlmann und Wegmann (1951)], und zwar ist die Erweiterung der Bronchiallumina, gemessen an der Abnahme der exspiratorischen Strömungswiderstände oder der Besserung der dynamischen Atemgrößen, um so deutlicher nachzuweisen, je stärker der „Bronchospasmus" ist. Wahrscheinlich sind neben Bronchialspasmen im eigentlichen Sinn auch Schleimhautödeme und verstärkte Schleimproduktion von Bedeutung. Die Flüchtigkeit des Anfalls im provozierten Histaminasthma spricht besonders für die Bedeutung von Spasmen der glatten Muskulatur. Im Gegensatz zu manchen Angaben in der Literatur, daß Adrenalin, Aludrin und Ephedrin nur beim Asthma und nicht beim Emphysem wirken, soll noch einmal betont werden, daß auch beim obstruktiven Emphysem mit einem asthmoiden Hintergrund in vielen Fällen ein deutlicher Effekt nachgewiesen werden kann. Bei hochgradigen Emphysemen mag allerdings die Umwandlung der Lungenstruktur so weit fortgeschritten sein, daß bei forcierter Atmung mit einer mechanischen Stenosierung der Bronchien gerechnet werden muß (vgl. Abb. 29). Der Adrenalineffekt kommt dann nur während der normalen Atmung, dagegen nicht bei forcierter Exspiration zur Geltung, zumindest kann er mit der üblichen spirographischen Methodik nicht nachgewiesen werden. Subjektiv geben auch die Emphysematiker, bei denen nach Adrenalin keine zahlenmäßige Besserung oder sogar eine Verschlechterung registriert wird, oft eine Erleichterung der erschwerten Atmung an, wie dies kürzlich auch Julich und Häusler (1956) vom Aludrin

berichtet haben. Im Pneumotachogramm, das für die Untersuchung der Ruhe-
atmung offenbar besser geeignet ist als das Spirogramm, treten übrigens die für
Emphysematiker typischen Veränderungen eher verstärkt hervor [HÄUSLER,
JULICH und LEHMANN (1957)].

Weitere Untersuchungen in dieser Richtung sind notwendig, zumal damit
gleichzeitig auch ein Beitrag zu Problemen wie Genese der kardialen Dyspnoe,
Lungenfunktion bei chronischer Stauung im kleinen Kreislauf infolge Mitral-
vitien usw., geleistet werden könnte. Diese Fragen sind bereits Ende des vergangenen Jahrhunderts durch v. BASCH (1894) bearbeitet und um 1930 von
SCHOEN und DERRA eingehend studiert worden. In den letzten Jahren werden sie
wieder häufiger diskutiert [PLOTZ (1947); MERKLE und WYSS (1950); ZIMMERMANN
(1951); LENÈGRE, MAURICE und SCÉBAT (1948); SOULIÉ, BAILLET, CARLOTTI u.
Mitarb. (1953); CARROL, COHN und RILEY (1953); BLOUNT, McCORD u. Mitarb.
(1953); SAXTON, RABINOWITZ, DEXTER und HAYNES (1956); WILLIAMS (1953 b);
RICHARDS (1953)]. WYSS und REGLI (1953) glauben, daß bei der *kardialen Dyspnoe*
vorwiegend zwei Typen, ein *asthmatischer* und ein *Stauungstypus*, mit fließenden
Übergängen zwischen diesen beiden vorkommen. Die Atemfunktionsgrößen vor
und nach Aludrin sollen oft überhaupt keine Differenzierung zwischen Bronchial-
asthma und kardialer Dyspnoe gestatten. Unter den eigenen Fällen mit chronischer
Stauung im kleinen Kreislauf wurde manchmal durch Adrenalin eine auffallende
Ventilationsverbesserung erzielt. Man wird deshalb aber nicht unbedingt eine
bronchialasthmatische Komponente annehmen müssen, denn nach SHELDON und
OTIS (1951) wirkt Adrenalin in manchen Fällen mehr durch Konstriktion der
Lungengefäße und Abnahme der Blutfüllung der Lunge als durch eine primäre
Dilatation der Luftwege.

4. Therapie des Emphysems

Die Möglichkeiten für eine kausale Therapie des chronisch-obstruktiven
Lungenemphysems sind entsprechend den patho-physiologischen Gegebenheiten
beschränkt. Die vordringliche und dankbarste Aufgabe besteht in der Beseitigung
der Bronchialstenosen durch konsequente Verabreichung *„broncholytisch"* wirk-
samer Medikamente (Adrenalin, Aludrin, Isopropylnoradrianol, Euphyllin usw.)
und Bekämpfung sekundärer *bakterieller Infektionen*. Die Wirkungsweise des
Carboanhydrase-Hemmstoffes *Diamox* ist kürzlich von SCHWAB (1957) ausführlich
besprochen worden. Eine kausale Behandlung der Ventilationsbehinderung, soweit sie durch den strukturellen Umbau des Thorax und der Lungen verursacht
wird, ist dagegen kaum möglich. Versuche einer *mechanischen Korrektur* des
Zwerchfelltiefstandes durch Pneumoperitoneum [REICH (1924)] oder feste Kompression des Abdomens und unteren Thorax [KOUNTZ und ALEXANDER (1934a);
GORDON (1934); PRINZMETAL und KOUNTZ (1935)] sind allgemein aufgegeben
worden. Durch *künstliche Beatmung* kann es gelegentlich gelingen, Patienten
mit akutem Cor pulmonale über Krisenperioden hinwegzuhelfen [BAUDRAZ
und JACCOTTET (1956); BOURTOURLINE-YOUNG und WHITTENBERGER (1951);
LOVEJOY, YU u. Mitarb. (1954); STONE, SCHWARTZ, NEWMAN, FELTMAN und
LOVELOCK (1953)]. Auf längere Sicht waren auch die Ergebnisse *intermittierender*
Überdruckatmung enttäuschend [MILLER, FOWLER und HELMHOLZ (1955)], während die *mechanische Exsufflation mittels Unterdruck* weiterhin befürwortet wird
[BARACH (1952); CHERNIACK, GORDON und DRIMMER (1952)]. Ganz unterschiedlich wird der Wert von *Atemübungen* beurteilt. MILLER (1954) fand danach eine
beträchtliche Besserung der Lungenfunktion und auch BARACH und BECK (1954)
sahen nach Atemübungen in Kopftieflage Rückgang der Dyspnoe sowie eine Tendenz zur Normalisierung der Blutgaswerte. Die Mehrzahl der Untersucher spricht

den Atemübungen aber einen objektiven Wert ab [Campbell und Friend (1955); Wade (1954); McNeill und McKenzie (1955); Sinclair (1955)] und bezeichnet sie als indirekte Psychotherapie [Herxheimer (1952); Donald (1953); Becklake, McGregor, Goldman und Braudo (1954)]. Wahrscheinlich kann eine sachgemäße Atemgymnastik nur zur Korrektur von Störungen der Atemmechanik beitragen, „wenn Fehlhaltungen, Fettleibigkeit, Meteorismus und fehlerhafte Atemtechnik ursächlich beteiligt sind" [Schoen (1955)].

5. Komplikationen obstruktiver Ventilationsstörungen

Da der Lungeninsuffizienz beim chronisch-obstruktiven Emphysem überwiegend eine mechanische Ventilationsbehinderung zugrunde liegt, ist es gewöhnlich möglich, durch sorgfältige spirographische Untersuchungen vor und nach bronchodilatatorischen Maßnahmen unter Berücksichtigung der klinischen Untersuchungsergebnisse zu einer befriedigenden Diagnose zu gelangen. Das kommt besonders gut auch in einer Übersicht über die *zeitliche Entwicklung* der Funktionsstörungen von Rossier und Bühlmann (1956a) zum Ausdruck.

Allen Stadien gemeinsam: Funktionelle Residualkapazität und Residualvolumen absolut oder relativ vergrößert; mixing time verlängert; funktioneller Totraum vergrößert.

1. Stadium: Atemreserven praktisch intakt; alveoläre Ventilation normal; Thorax beweglich; arterielle Blutgase normal; relativ gute Anpassung an körperliche Arbeit; Adrenalinversuch positiv beim Vorliegen von Bronchialspasmen.

2. Stadium: Verminderung der Atemreserven, latente Insuffizienz; alveoläre Ventilation normal; evtl. Vergrößerung des venösen Zuflusses infolge ungleichmäßiger Durchlüftung, Partialinsuffizienz, arterielle Sauerstoffsättigung erniedrigt; Totraumhyperventilation (dead space effect); Thorax beweglich; Besserung der Arterialisation im Arbeitsversuch.

3. Stadium: Wie 2, aber stärkere Einschränkung der Atemreserven und damit der Arbeitskapazität.

4. Stadium: Starke Einschränkung der Atemreserven, Atemgrenzwert unter 30 l; alveoläre Hypoventilation, Globalinsuffizienz; Thorax unbeweglich; im Arbeitsversuch meist kein steady state, starke Einschränkung der Arbeitskapazität

5. Stadium: Wie 3 und 4, aber zusätzlich Diffusionsstörung infolge Verminderung der Gesamtcapillaroberfläche um mehr als zwei Drittel.

Für den Wandel der Ansichten über die *Diffusionsstörungen* ist bezeichnend, daß der *Membranfaktor* [„Pneumonose" von Brauer (1932)] gegenüber der Verkürzung der *Kontaktzeit* zwischen Alveolargasen und Blut völlig in den Hintergund getreten ist. Kramer und Sarre haben allerdings schon 1935 entgegen damals vielfach vertretenen Auffassungen betont, daß der in der Narkose verminderte O_2-Gehalt des Arterienblutes nicht im Sinne der Pneumonose gedeutet werden könne, sondern daß die Störung der Atemmechanik im Vordergrund stehe, da der O_2-Gehalt der Alveolarluft erniedrigt sei. Rossier und Bühlmann (1956) geben an, noch nie, abgesehen vom Lungenödem, eine sichere Diffusionsstörung infolge alleiniger oder vorwiegender Membranstörung bei normaler Capillaroberfläche gesehen zu haben.

Eine Diskussion dieser und anderer Fragen der Hämodynamik bei *pulmonaler Hypertonie* und *Cor pulmonale* ist müßig, solange die vorliegenden Untersuchungsergebnisse noch zu ganz unterschiedlichen Deutungsversuchen Anlaß geben. Es sind vor allem europäische Autoren, welche im Anschluß an Tierversuche von Euler und Liljestrand (1946) als Ursache der pulmonalen Hypertonie die gegenüber der Norm *erniedrigte alveoläre O_2-Spannung und erhöhte CO_2-Spannung* anschuldigen [Rossier, Bühlmann, Schaub und Luchsinger (1955); Bühlmann und Hossli (1956); Hertz (1956); Löhr (1956); Venrath, Lechtenbörger, Valentin und Bolt (1955); Frank und Seusing (1954); Scherrer, Kostal u. Mitarb. (1956)], während amerikanische Untersucher mehr auf die kausale Bedeutung der peripheren *arteriellen Hypoxämie* hinweisen [MOTLEY, COURNAND, WERKÖ, HIMMELSTEIN und DRESDALE (1947); STORSTEIN (1952); WESTCOTT, FOWLER, SCOTT und HAUENSTEIN (1951); FISHMAN, McCLE-MENT, HIMMELSTEIN und COURNAND (1952); DRESSLER, SLONIM, BALCHUM, BRONFIN und RAVIN (1952); YU, LOVEJOY, JOOS, NYE und McCANN (1953); BLOUNT, GENSINI und McCORD, (1953); MILLER, FOWLER und HELMHOLZ (1953); HIMMELSTEIN, FRITTS und COURNAND (1955); WILSON, HOSETH und DEMPSEY (1955)].

6. Pathophysiologie restriktiver Ventilationsstörungen

Nach der ausführlichen Besprechung der obstruktiven Ventilationsstörungen brauchen die Funktionsstörungen vom restriktiven Typ nur kurz erörtert zu werden.

Den rein restriktiven Formen begegnet man definitionsgemäß vorwiegend in den jüngeren Altersklassen der Gruppen VI und VII nach Thoraxoperationen (Thorakoplastik, Lungenresektionen) und bei Pleuraschwarten. Die spirographischen Kriterien einer derartigen Ventilationsbehinderung wurden eingehend besprochen. Mehr als bei den obstruktiven Störungen stimmt hier der Grad der Ventilationsbehinderung mit den klinisch-röntgenologischen Befunden überein, sofern nicht gleichzeitig ein *Emphysem* besteht. Besonders häufig kommt diese Komplikation bei den *Pneumokoniosen* vor, speziell bei der Silikose, bei der lediglich die Mittelwerte einer größeren Gruppe eine gewisse Parallelität zwischen der röntgenologischen und funktionellen Stadieneinteilung erkennen lassen. Vom pathologisch-anatomischen Standpunkt aus hat sich kürzlich HUSTEN (1956) zu dieser Problematik geäußert: „Es handelt sich um das Problem, die funktionelle Belastung der Lungen und des Kreislaufes bei Emphysem mit Staublunge aufzuteilen in den Anteil, der der Silikose eigen ist und der eine andere Ursache hat." HUSTEN nennt für die Entstehung des *Emphysems bei Silikotikern* folgende Gründe: „1. In dem jeweils beobachteten Emphysem kann das konstitutionelle Emphysem die Grundlage bilden. 2. Hinzu tritt das Altersemphysem, bereits nach Vollendung etwa des 40. Lebensjahres. 3. Bei nachgewiesener Silikose tritt beim Bergmann hinzu das silikogene Emphysem, und zwar als perifokales Emphysem, als Emphysem bei Hilusstarre und bei einigermaßen schwerer Silikose als vikariierendes Emphysem nach Ausfall von Lungengewebe durch die Silikoseherde." Unabhängig von diesen drei Formen nimmt HUSTEN noch eine vierte Erscheinungsform, das eigentliche Bergmanns-Emphysem, an. Er deutet es im wesentlichen als Verstaubungs-Emphysem — unabhängig von der Silikose — und als Schwerarbeiter-Emphysem. Auf die Bedeutung der asthmoiden Bronchitis und des Asthma bronchiale glaubt der Autor als Pathologe nicht eingehen zu können, „obwohl ich überzeugt bin, daß diese Erkrankungen für viele Fälle von Emphysem und chronischer Bronchitis eine ursächliche Bedeutung haben". ROSSIER, BÜHLMANN und WIE-SINGER (1956) unterstreichen ebenfalls die Bedeutung der Bronchialspasmen für die Lungenfunktion des Silikosekranken, ohne jedoch näher darauf einzugehen, ob bzw. wann eine chronische spastische Bronchitis oder ein Emphysem auf die Silikose oder auf silikose-fremde Ursachen zurückzuführen ist. Im Einzelfall ist die Entscheidung, ob eine entschädigungspflichtige Berufskrankheit vorliegt oder nicht, oft eine reine Ermessensfrage, die nicht ohne weiteres mit dem Hinweis auf ein nachweisbares Lungenemphysem zuungunsten des Silikosekranken entschieden werden darf [Literaturübersicht bei WORTH und SCHILLER (1954); LAVENNE (1951); GILSON und HUGH-JONES (1955); FRIEHOFF und KARRASCH (1954)].

Nicht ganz so kompliziert sind die Verhältnisse bei den *Lungenfibrosen* verschiedener Ätiologie [GOLDEN und BRONK (1953); McCORT und PARE (1954); WILDBERGER und BARCLAY (1955); SCADDING (1956); GOUGH (1956); LODGE (1956); Übersicht bei UEHLINGER und SCHOCH (1957)], bei denen in nicht zu weit fortgeschrittenen Stadien die ventilatorischen Störungen dominieren. Baldwin, Cournand und Richards (1949) haben 39 Fälle genau untersucht und in 25 davon (Silikosen, Fibrosen bei Bronchiektasen und Tuberkulose, M. Boeck, Strahlenfibrosen sowie vier Fibrosen unbekannter Ätiologie) lediglich eine Ventilationsinsuffizienz ohne nachweisbare Störung der Verteilung und Diffusion gefunden; in den restlichen 14 Fällen (Fibrosen bei Sklerodermie, Asbestose, Lymphangitis carcinomatosa, Inhalationsschäden durch Schwefeldioxyd) stand die alveolorespiratorische Insuffizienz bei geringerer Verminderung der ventilatorischen Reserven im Vordergrund. Wright und Filley (1951) fanden unter 9 Lungenfibrosen nur bei einer Berylliose eine sichere Diffusionsstörung. Rossier, Bühlmann und Luchsinger (1954) haben über einige Lungenfibrosen verschiedener Ätiologie mit sicheren Diffusionsstörungen infolge eingeschränkter Capillaroberfläche berichtet. Nach Williams (1953) treten erst in fortgeschrittenen Stadien zu der Ventilationsinsuffizienz Störungen der O_2-Diffusionskapazität und Zirkulation hinzu. Stone, Schwartz u. Mitarb. (1953) weisen darauf hin, daß Cortison und ACTH in einem Teil dieser Fälle die Lungenfunktion durch beschleunigte Entwicklung der Fibrose offensichtlich verschlechtern.

Der Einfluß von *Pleuraschwarten* auf die Lungenfunktion ist je nach Ausdehnung und Lokalisation sehr unterschiedlich. Auch röntgenologisch nicht sonderlich auffallende Schwartenbefunde können erhebliche Ventilationsstörungen verursachen, vor allem mantelförmige Schwarten mit ein- oder doppelseitiger Zwerchfellfixierung nach Pneumothorax. Besonders wichtig ist eine gute Zwerchfellbeweglichkeit, wie die Verhältnisse bei M. Bechterew und bei visceralem Lupus erythematodes (Abb. 16, 17) gezeigt haben. Die deletären Folgen ausgedehnter Pleuraschwarten (Abb. 20) unterstreichen nachdrücklich die Forderung, die Indikation zu kollapstherapeutischen Eingriffen bei der Lungentuberkulose mit der gleichen Sorgfalt zu stellen wie zu Resektionsverfahren.

Bei nicht zu ausgedehnten *Lungenresektionen* ist übrigens der Funktionsausfall auffallend gering. Die funktionellen Resultate sind nicht nur von dem Parenchymverlust, sondern auch von der postoperativen Schwartenbildung abhängig. Da dieser Faktor im voraus nicht bekannt ist, wird die Indikationsstellung in Grenzfällen schwierig. In dieser Hinsicht kann auch eine vorherige Bronchusblockade [Arnaud, Tulou und Mérigot (1947); Pump (1955)], unter Umständen kombiniert mit Drosselung der Pulmonalarterie [Carlens, Hanson und Norderström (1951); Uggla (1953/54); Nemir, Stone u. Mitarb. (1953); Auerswald und Wenzel (1954)], keine definitive, zweifelsfreie Entscheidung ermöglichen. Eine eingehendere Besprechung dieser Fragen erübrigt sich, da im Schrifttum ausführliche Untersuchungen über Pleuraschwarte und Lungenfunktion [Köster (1953); Köster und Lent (1953); Hertz (1954); Hertz, Deren, Regel und Wemmers (1955)] sowie über die Funktionsminderung nach thoraxchirurgischen Eingriffen vorliegen [Gaensler und Strieder (1951); Hirdes (1952); van der Drift (1952); Björk (1953); Fleischer (1953/54); Lindenschmidt (1953); Björk und Hilty (1954); Scherrer und Schmidt (1955, 1956); Scherrer (1956); Schmidt, Kostyal und Scherrer (1956); Martin, Cline und Marshall (1955); Gnüchtel, Löhr und Ulmer (1955, 1955a); Bruck, Löhr und Ulmer (1956); Maurath (1955)].

7. Schluß

Abschließend sei, um Mißverständnissen vorzubeugen, darauf hingewiesen, daß die einfache spirographische Funktionsprüfung als *Ergänzung der klinischen Diagnostik* aufgefaßt und entsprechend bewertet werden muß. In Grenzfällen kann auch für die klinische Routineuntersuchung nicht auf eine umfassende Lungenfunktionsprüfung mit Blutgasanalysen in Ruhe und unter Arbeit, Bronchospirometrie, Herzkatheterismus und auf sonstige spezielle Untersuchungsverfahren verzichtet werden.

Für die *Klinik* bewährt sich am meisten eine Klassifikation der chronischen Lungeninsuffizienz in Störungen der Ventilation und Verteilung sowie der Diffusion und Zirkulation, da diese die mechanischen Faktoren der Lungenfunktion entsprechend ihrer klinischen Wertigkeit in den Vordergrund rückt.

Ventilationsstörungen vom obstruktiven Typ (Emphysem, Asthma bronchiale) zeigen gegenüber den restriktiven Formen (Lungenfibrosen, Pleuraschwarten usw.) ein unterschiedliches Verhalten von Vital- und Totalkapazität, Tiffeneau-Test und Atemgrenzwert. Charakteristisch sind die formalen Unterschiede der spirographischen Kurven bei forcierter Atmung. Diese Unterscheidungsmerkmale können bei Kombinationsformen (z. B. Silikose) verwischt sein.

Das Lungenemphysem stellt das zentrale Problem der Funktionsprüfung dar. Im allgemeinen entwickelt sich das klinisch wichtige chronisch-substantielle Emphysem aus einer bronchospastischen Funktionsstörung, während Emphysemformen ohne bronchiale Obstruktion von untergeordneter Bedeutung sind. Spirographische Untersuchungen vor und nach Adrenalin können diese in diagnostischer und therapeutischer Hinsicht wichtige Differenzierung erleichtern.

Klinische und röntgenologische Untersuchungen vermögen diese Zusammenhänge erst dann zu erfassen, wenn bereits eine beträchtliche Ventilationsstörung besteht. Signifikante elektrokardiographische Veränderungen treten im späten Stadium der pulmonalen Hypertonie auf. Eine respiratorische Acidose wird erst bei schweren Funktionsstörungen mit einem groben Mißverhältnis zwischen Ventilationseffekt und Atemarbeit manifest.

Für praktisch-klinische Belange ist es daher sinnvoll, mit einfachen spirographischen Untersuchungsmethoden zu beginnen und technisch schwierigere Verfahren in Zweifelsfällen und immer dann anzuschließen, wenn eine genaue Definition des Entstehungsmechanismus und des Grades der Lungeninsuffizienz verlangt wird.